讃井里佳子



歩く速さなのに健康効果は2倍！

# らくらくスロージョギング運動

講談社+α《プラスアルファ》新書

## はじめに　楽なのに運動効果はウォーキングの2倍！

「減量しないと病気になる可能性がありますよ。運動したほうがいいですね」

医者からこう言われたら、

「ウォーキングなら楽だし、効果はありそうだ……」

誰しもそう思うかもしれません。

でも、それは大きな勘違いだとしたら？


この本は、ウォーキングと同じ速さできつくないのに、約2倍のエネルギー消費ができて、効率よく健康になれる、「スロージョギング」について書かれたものです。

スロージョギングは、簡単にいえば「低速走行のランニング」。

歩幅は小さく、小刻みに走る。

「フォアフット」といって、足の指の付け根で着地するから膝を痛めず、とくに加齢で衰えやすい太もも前側の筋肉を鍛えてくれます。

トントンゆっくり走るだけで、運動効果もウォーキングの2倍。

毎日1分間を小分けに走ってもよし、連続10分間でもＯＫ。

室内でもできて、忙しい人でもやれる。

ご高齢の方、足腰が弱い方も安全に続けられるのです。


ウォーキングやふつうのジョギングとの大きな違いは、かかとから着地しないこと。

フォアフットが健康寿命を延ばす鍵です。

有酸素運動でもあるので、しっかり心臓を鍛え、体力もアップします。

さらに、「安全で」「きつくなく」、それでいて「気持ちがよくて元気が出る」――まるで魔法のような健康法なのです。


　このスロージョギングは、50年近くにわたり福岡大学スポーツ科学部運動生理学研究室で、故・田中宏暁《たなかひろあき》名誉教授を中心に研究されて確立された科学的理論に基づいたトレーニングです。

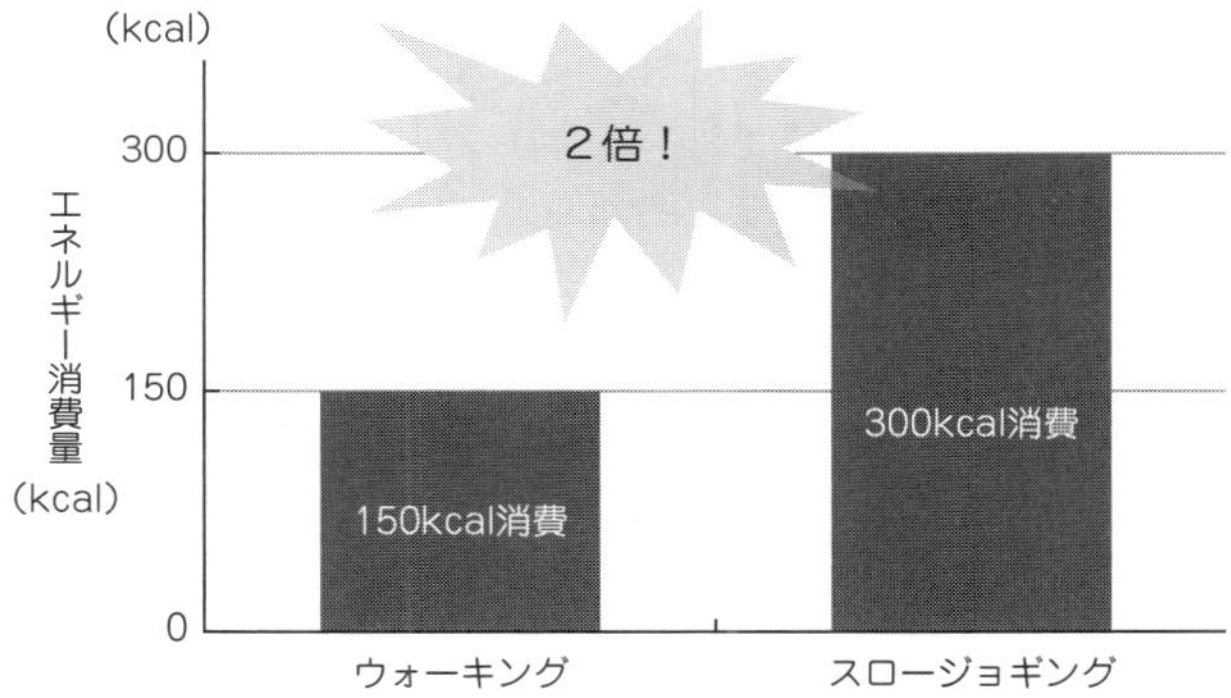


＊体重 60kg の人が5km 移動した場合の数値。同じ速さなのに差は2倍！

まずは自己紹介をさせてください。

私は、讃井里佳子《さぬいりかこ》と申します。

福岡市博多の農家の次女として生まれ育ちました。福岡大学体育学部（現・スポーツ科学部）で運動生理学を学び、生活習慣病の予防・改善にリスクがなく効果の出るニコニコペース運動「スロージョギング」の研究・指導を行ってきました。

現在、「健康」をテーマにした運動指導を行う会社を経営する一方で、一般社団法人日本スロージョギング協会アドバイザーとして、スロージョギングの普及啓発のために、講義やイベントで各地を飛び回っています。

私が「スロージョギング」の原点となるニコニコ

ペース（おしゃべりしながら、笑顔で走ることができるペース）運動と出会ったのは、1983年、高校2年生の時でした。

私には4歳上の姉がいます。

大学に通いながらエアロビックダンスのインストラクターをしていた姉が、福岡の実家に帰省するたびに、私と母は決まって彼女のエアロビックダンスの指導の練習台にさせられていました。

ある程度の年齢の方でしたら、この当時、歌手のオリビア・ニュートン・ジョンが、レオタード姿でエアロビクスを踊りながら歌う「フィジカル」が大ヒットしたことをご存知かもしれません。あの曲は、エアロビクスの大流行に便乗したものでした。

その当時のエアロビックダンスといえば、ハイキックにジャンプの連続で、若い私にとってさえもとてもきつい運動でした。

ある時、母が「こんな心肺にきついことしとったら体に悪いわよ！　脈も測ってないじゃない！」と言ったのです。

「きつい運動が体に悪い？　脈を測る？」

姉も私もキョトンとして母を見つめました。だって、きつい運動をして体を激しく動かすのが健康にいいと思われていた時代ですから。

実は、母はその当時、福岡大学体育学部（現・スポーツ科学部）の市民向け運動教室でスロージョギングの原点であるニコニコペースの運動理論を学んでいたのでした。

姉は、老若男女ができるエアロビックダンスの指導者を目指していました。

だから「心肺に負担をかけず運動効果が高い」という母のニコニコペースの話に興味を抱き、「これからは、この〝健康づくり〟が重要になる！」と閃《ひらめ》いたのです。

おまけに、あろうことか私にまで白羽の矢を立て、「福岡大学に入学して、そのニコニコペースを学んできたら？」と言いました。

そのような経緯で私は、福岡大学体育学部に入学。運動生理学研究室でニコニコペースの運動理論を学んでいくことになります。

福岡大学体育学部運動生理学研究室は、学部が創設された1969年当初から、「運動によって、生活習慣病が予防・改善できないか」という研究に取り組んでいました。

研究室の進藤宗洋《しんどうむねひろ》名誉教授、そして後にスロージョギングの提唱者となる田中宏暁名誉教授には仮説がありました。

世界的にも「最大酸素摂取量の60~80%の運動強度が有酸素運動である」と言われていた当時、ニコニコペースの40~50%の運動強度でも有酸素運動の効果があるという仮説です。50年前といえば、心臓病の方は絶対安静に、運動をしてはいけないという時代でした。

その後、福岡大学医学部、福岡大学病院と共同で研究を重ね、高血圧、糖尿病の予防・改善、心臓リハビリテーションに、ニコニコペースの運動は安全性が高く、効果のある有酸素運動であることを立証したのです。

2009年には、NHKの生活情報番組『ためしてガッテン』で「ニコニコペースの運動・ランニング」は「スロージョギング」という名で紹介され、ダイエットと健康長寿の切り札として、全国へと拡がっていきました。

現在、中高年層を中心に拡がり、様々な分野の第一線で活躍されている著名な方々も、スロージョギングを日常生活に取り入れられています。

本書対談(167ページ)として登場していただいた女優の高畑淳子《たかはたあつこ》さんは記憶力や体力アップを実感されています。

平成天皇陛下と皇后様が、健康のための散歩にスロージョギングを実践されていたのも有名ですね。

本書には、スロージョギングを通して人生が変わった人たちもたくさん登場しています。スロージョギングによって減量に成功した人、糖尿病、高脂血症、高血圧などを改善した人、がん再発を乗り越えた人、高齢にもかかわらず基礎体力を向上させた人、健康寿命を延ばせた人……。

何よりスロージョギングには、おしゃべりしながら笑顔で走る喜びがあるため、ずっと続けられるという最大の魅力があります。

まずは1分の細切れ運動の習慣から始めてみましょう。そして少しずつ時間を延ばしていくのです。

歩く速度のニコニコペースで走るだけであなたの体は劇的に変わっていきます。

もしかしたら、この本を手に取った方の人生が変わるきっかけになるかもしれません。

さあ、勇気を出して最初の一歩を踏み出してみましょう。

＊スロージョギング®は一般社団法人 日本スロージョギング協会®の登録商標です。
＊本書では「スロージョギング」を「SJ」と省略して表記する場合もあります。
＊病気治療中の方は主治医に相談のうえ行ってください。

## ◉目次

## 第2章　スロージョギング　実践のポイント



## 第3章　驚きのダイエット効果

# 第1章　不調も改善！　健康寿命を延ばす理由

## 健康寿命が延びる

当たり前のことですが、私たちは毎年年齢を重ねています。これから先、私たちは何を大事にしていけばいいのでしょうか。そのポイントは2つあります。

一つ目は、スタミナを落とさないということ。

もう一つは、体を支える筋肉を落とさない、ということです。

若い頃は個人差はあるものの、それなりの体力はあります。

ところが、高齢になってくると、体力差にばらつきが出てきます。

一方で、若い頃に比べると確かに体力は落ちていても、相変わらず体力をキープしている人もいるのです。

80歳を超えて走っている方もいれば、もう歩くのも辛いという方もいるわけです。

つまり、日頃運動習慣があるかないかで、将来たどる先が分かれていくということなのです。

平均寿命と健康寿命という言葉をお聞きになったことがあると思います。

健康寿命というのは、介護されずに、寝たきりでもなく、人のお世話にならずに自立して

**図1　健康寿命はこんなに短い！**

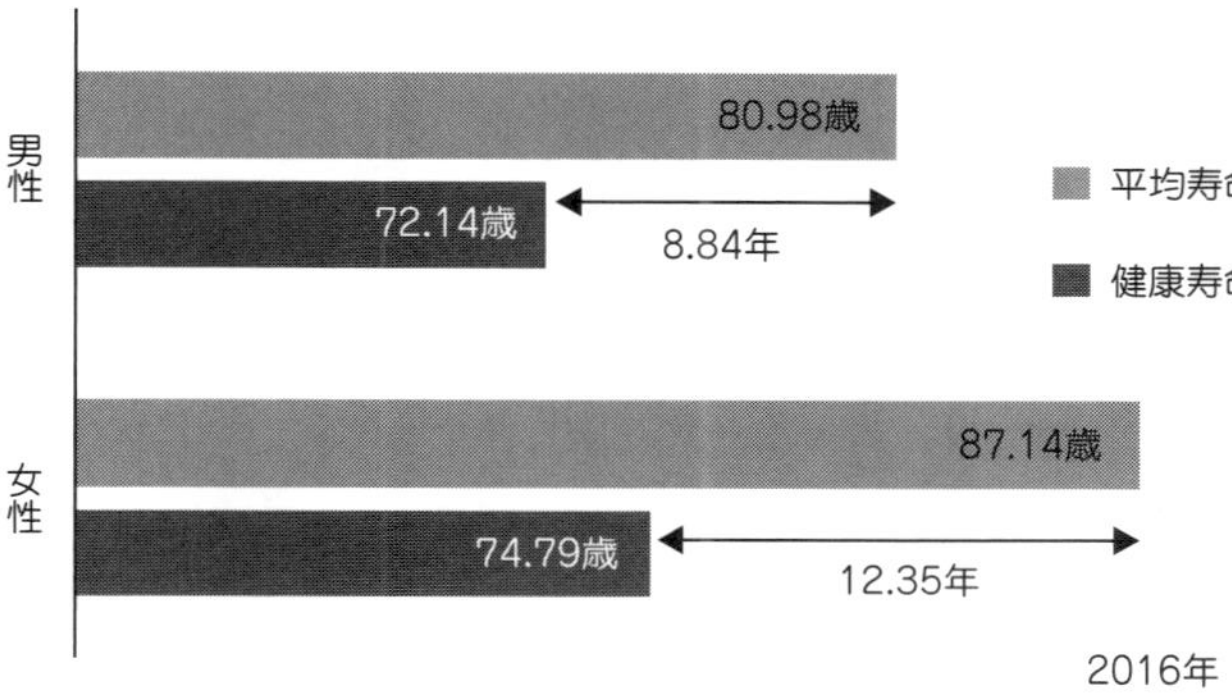


出典：第11回健康日本21（第二次）推進専門委員会資料P5より改変

生きていけるということ。

つまり、平均寿命から健康寿命を引いた期間は、要介護状態であるということになります。この期間が、男性でだいたい9年、女性で12年（図1）。

長いですよね。特に女性は男性に比べて3年も長い。これは、女性はもともと男性に比べて筋肉が少ないうえに骨《こつ》粗《そ》鬆《そう》症《しょう》になりやすいためだといわれています。そのため転倒したり、つまずいたりした結果、寝たきりなど要介護状態になってしまうことが多いのです。

私たちがスロージョギング（SJ）を通してやろうとしていることは、この平均寿命と健康寿命の差を縮めていく、ということ。

## 図2　ランナーと、非ランナーの生存率比較（平均59歳）

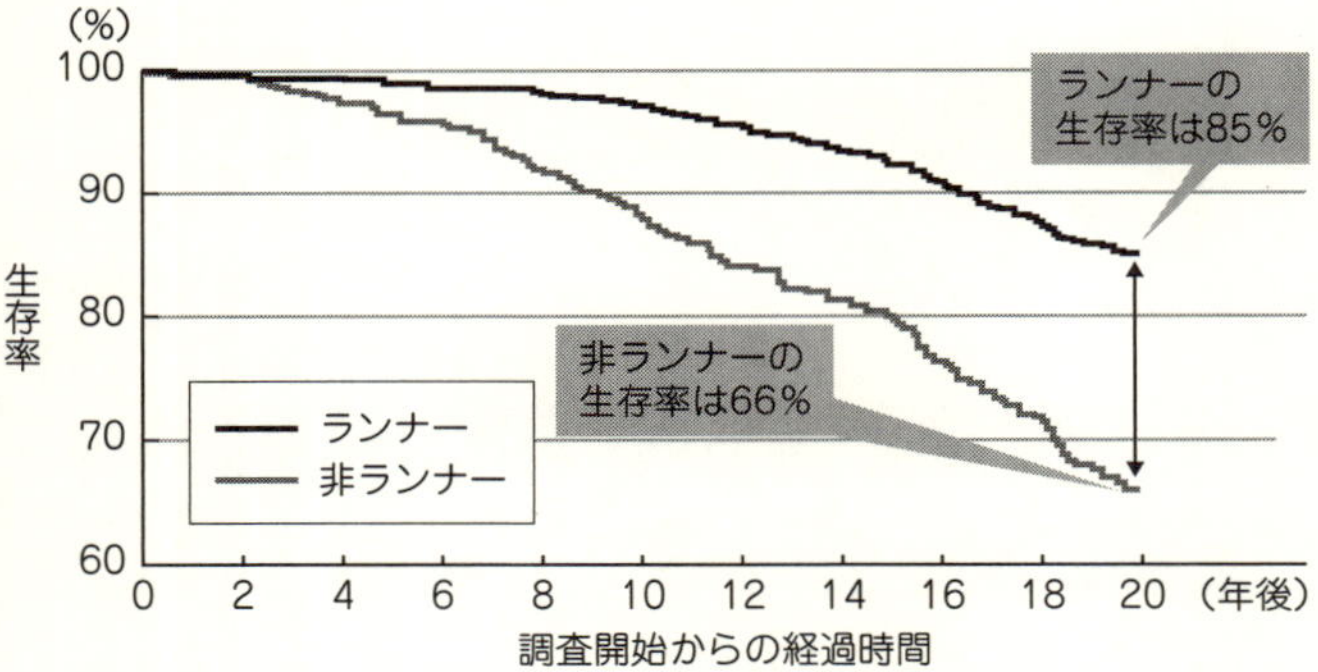


出典：Chakravarty E et al., *Arch Intern Med*. 168: 1638-1646, 2008 より改変

目指すは「ピンピンコロリ」。ピンピンコロリとは、「生きているうちは元気に暮らし、寿命の尽きたときに患うことなく死にたいという願いを表す言葉（『大辞泉』より）」です。

それがスロージョギングという方法でかなう、ということなのです。

上の図2をご覧ください。米国スタンフォード大学では、20年にわたり、平均59歳のランナー（538名）と非ランナー（423名）について追跡調査を続け、生存率の違いを明らかにしました。歩行障害、食事、衣服の着脱など、日常生活における行動の制約も点数化して比較したところ、予想に反して両者に著しい差が見られました。その結果、20

年後の生存率はランナーが85％、非ランナーが66％。ランナーが明らかに長い、という結果となったのです。

## 加齢で低下する4つの機能

さて、私たちが高齢になると、身体の機能はどうなるのでしょう。

よく言われているのが、次の4つの機能の低下です。

1つ目は、「呼吸循環機能（有酸素性の能力）」が低下していきます。これはつまり、心臓の機能が衰えていくということですね。

2つ目は、「太ももの筋肉」が衰えます。この筋肉は、私たちの体の中で一番大きな筋肉です。だからこそ、衰えやすいともいえるのです。

そして3つ目が「大腰筋《だいようきん》」という、膝を持ち上げる筋肉の衰えです。この筋肉が衰えると、足を上げたつもりでも上がっていなくて転んでしまった、ということが起きるのです。

4つ目が「平衡感覚《へいこうかんかく》」。人間がバランスをとって歩いたり、動いた時にものがぶれないように見たりするには、目からの情報や、足底の感覚に加えて、両耳の中にある内耳感覚を加えた3つの感覚が脳へ伝えられ、平衡機能を維持する必要があります。しかし、加齢によってこの平衡感覚が衰えると、やはり転倒による骨折や歩行障害の原因になります。

筋肉はどこの筋肉も加齢によって衰えるのかというと、意外にそうでもありません。太もの前側の筋肉は落ちやすいけれど、後側の筋肉はさほど衰えません。大事な筋肉のほうが衰えやすいので、それらの筋肉を落とさないというのが重要になってくるのです。スロージョギングは、その衰えやすい筋肉の部位を効率よく鍛えるのが特徴なのです。

## スロージョギングの健康5大効果

加齢とともに心臓はドキドキしやすくなります。そうなると同時に血圧も上がります。ハードな運動は心臓にも負担がかかるし、血圧も上がりやすい。

一方、スロージョギング（SJ）にはそのリスクがまったくありません。

SJは、安全に取り組めるうえに病気の予防・改善ができるというところが、最大の「売り」といえるのです。

スロージョギングの5大効果は次のとおりです。

**①体力アップ**

継続していくうちにスタミナや身体機能も改善し、生活の質が向上します。

**②減量効果、メタボ改善**

ウォーキングに比べ、エネルギー消費は約2倍！　内臓脂肪も減少して、健康的な体づくりに最適です。

**③生活習慣病改善**

高血圧、脂質異常症、糖尿病改善効果があります。

**④脳機能の改善**

運動すると脳の働きがよくなります。認知症予防効果、うつ改善効果が期待されています。

**⑤がん予防**

身体活動量が高い人ほど、がん全体の発生リスクが低くなるという報告があります。

さて、ここからはＳＪによる、病気の予防・改善について詳しく説明していきましょう。

## 糖尿病を改善する

糖尿病とは、インスリンの量が不足したり、インスリンは出ていてもそれに反応するシステムが作動しにくくなる病気です。

口からとった糖質食品は、胃や腸で分解されてブドウ糖（グルコース）となります。そのブドウ糖は血液で運ばれて、肝臓と筋肉の細胞でエネルギーとして蓄積されたり、余った分は脂肪として体にためられるのです。細胞の中にブドウ糖を引き入れるのがインスリンというホルモンです。

これが不足していると、血液中に糖質が常に余っている状態だから、これによりさまざまな合併症が引き起こされることになるのです。

高度経済成長が落ち着いた１９７０年代には３万人ほどだった糖尿病患者ですが、２０１６年に行われた国民健康・栄養調査によると、「糖尿病が強く疑われる人」の数はかつての

３００倍以上の１０００万人に上るとされています。

近年、保健指導などが行き渡り、健康意欲が高まったことを受けて多少減少したものの、長寿傾向が強まったこともあり、糖尿病になるリスクはさらに高まっています。

なぜ、そこまで糖尿病患者が急増したのでしょうか。それは、一つには食生活の変化が挙げられるでしょう。

長年、穀物中心の低脂肪低カロリーの食生活を続けてきた日本人は省エネ体質でした。ところが、近年欧米人のような高カロリーな食生活に変化しました。これが大きな原因だと言われています。また、ご飯が美味しくなったことも理由の一つに挙げられるかもしれません。

糖尿病になる原因の一つは、膵臓から分泌されるインスリンの量が減ること。日本人を含むアジア人は、このインスリンを欧米人の半分程度しか分泌できないという統計があります。

さらに、日本人は欧米人に比べると、脂肪を蓄積することに体が耐えられない傾向にあります。だから、少し体重が増えるだけで糖尿病予備軍となってしまうことが多いのです。

さらに、喫煙も糖尿病のリスクを高めることがわかっています。タバコを吸うと血糖値が上昇し、インスリンの活動を妨げるという作用があるからなのです。

もう一つの大きな原因が、極端な運動不足でしょう。地方に行くほど進んでしまったクルマ社会。エスカレーター、エレベーター、動く歩道……。私たちはややもすると歩く機会さえほとんどなくなってしまっています。

また、高齢期に差しかかると生活習慣としても運動量が自然と減ってしまううえに、体内では基礎代謝と呼ばれる自然なエネルギー燃焼量が減ってしまうのです。

そこで必要とされるのは、やはり日常生活に運動を取り入れることにほかなりません。

福岡大学スポーツ科学部のこれまでの研究で、SJに相当するニコニコペースの運動やステップ運動（66ページ・踏み台昇降）に取り組んで、重度の糖尿病が改善された例は少なくありませんでした。

また、血糖値を下げる効果は、すでに糖尿病になった人だけでなく、まだ糖尿病になっていない人にも有効であることがわかっています。

福岡大学スポーツ科学部は、ニコニコペースの運動（1時間）を週に3回行い、インスリンの効き方を調べてみました。

**図3　スロージョギングやステップ運動で血糖値を下げる能力は上昇する**

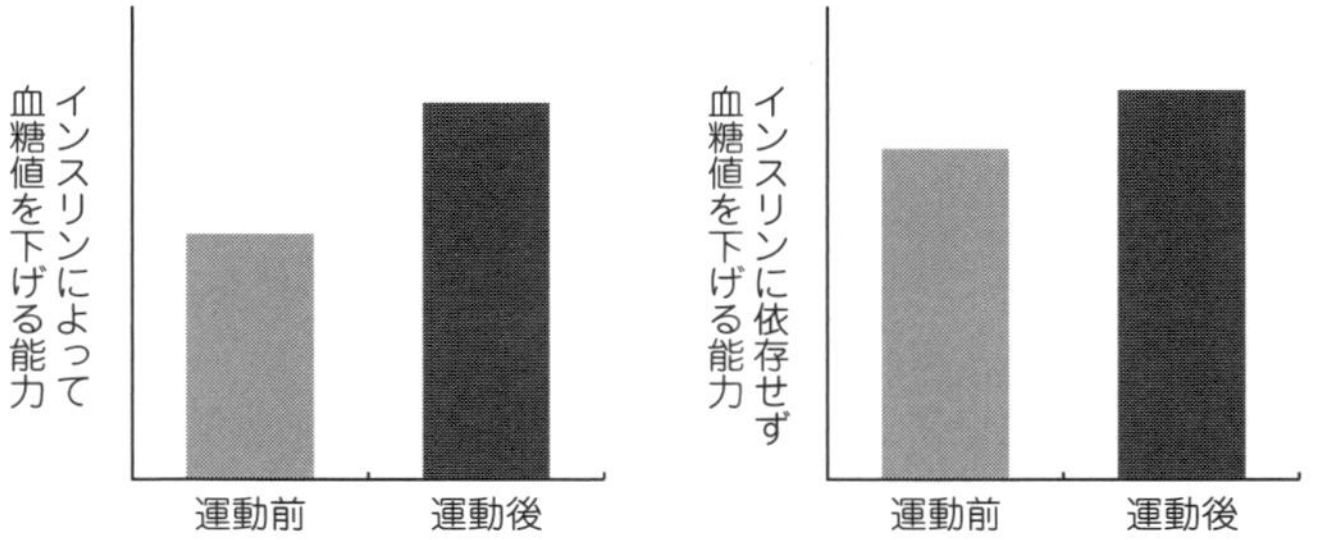


ニコニコペースの運動1時間を週に3回行い、12時間後のインスリンの効き方（インスリン濃度あたりの糖の分時消失量／図左）とインスリンの関与なく血糖値を下げる能力（インスリン非依存性の糖の分時消失量／図右）を調査。運動をすると、どちらの能力も上昇。
出典：Nishida Y et al., *Diabetes*, 315-320, 2004より改変

それが図3の結果です。

身体にはインスリンの作用に関係なく、血糖値を下げる能力がありますが、この能力もSJに相当する運動によって改善することを突き止めたのです。

こうした研究から、SJによってインスリンの効きが良くなるばかりでなく、血糖値を下げる能力が高まり、糖尿病の治療効果まであると考えられています。

そして、そもそも運動習慣がある人は、糖尿病になりにくいことも検証されています。

### 高血圧予防・改善に効果大

厚生労働省が3年ごとに実施している

「患者調査」の２０１４年度の調査によると、高血圧疾患の総患者数（継続的な治療を受けていると推測される患者数）は、１０１０万８０００人と、前回（２０１１年度）の調査に比べて約１０４万人増加しました。性別でみると、男性４４５万人、女性５６７万６０００人で、前回調査に比べて、男性が63万人、女性が42万人の増加となっています。

心臓が小さく縮んだときの血圧が１４０㎜Hg以上、または心臓が広がったときの最低血圧が90㎜Hg以上になると高血圧と診断されます。

２０１６年の厚生労働省の調査では、最高血圧が基準値よりも高い人は、男性で34・6％、女性で24・8％、およそ3割の人が血圧に問題ありという結果になりました。高血圧はまさに国民病といえるでしょう。

福岡大学スポーツ科学部の研究では、一日に30分から1時間、週に3～5回、ＳＪと同じ負荷の運動を9ヵ月続けたところ、かなり重篤な高血圧患者の血圧が3ヵ月後、基準値まで下がりました。そして、9ヵ月後に運動を中断したところ、血圧の数値は再び上昇してしまったのです（図４）。

また、どんな運動に取り組んでも効果が得られず、10年以上高血圧に悩まされていた人

## 図4　スロージョギングと同等の運動で高血圧が改善

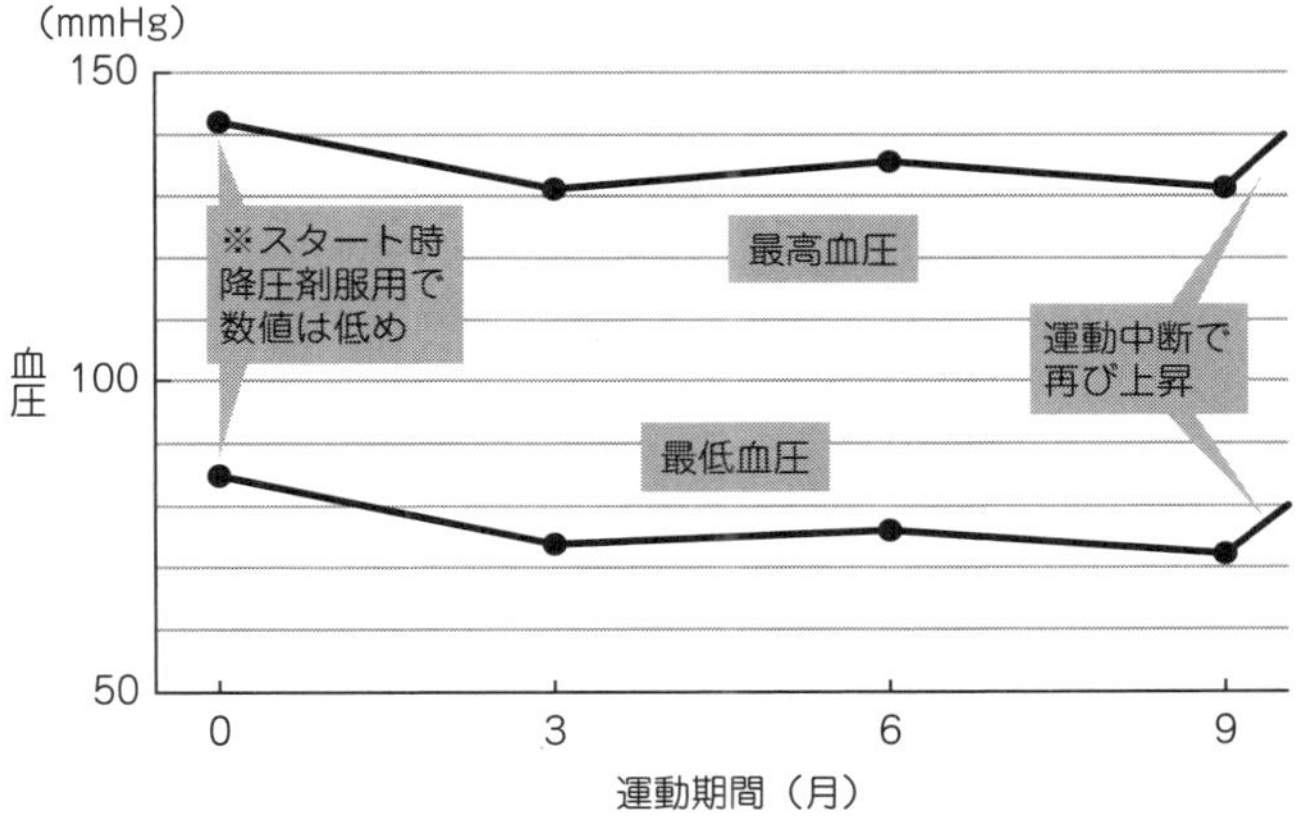


被験者平均年齢 75.5 歳。高血圧の患者十数名がスロージョギングと同等の運動を実施した結果、3ヵ月後血圧が低下。
出典：Motoyama M et al, Med Sci. Sports Exerc 1998 より改変

が、ＳＪを始めて5週間で血圧が下がったという例も報告されています。

さらに、動脈硬化予防にもＳＪは効果があるという実験結果もあります。

動脈硬化を引き起こすきっかけとなるのは、脂質異常症と呼ばれる生活習慣病。以前は、高脂血症と呼ばれていた血液の中に脂質が多い状態のことです。

脂質異常症では、血管にコレステロールがたまってしまうという状態があります。コレステロールには2種類あり、一つはＬＤＬコレステロ

## 図5　スロージョギングと同等の運動で増加するHDL（善玉）コレステロール

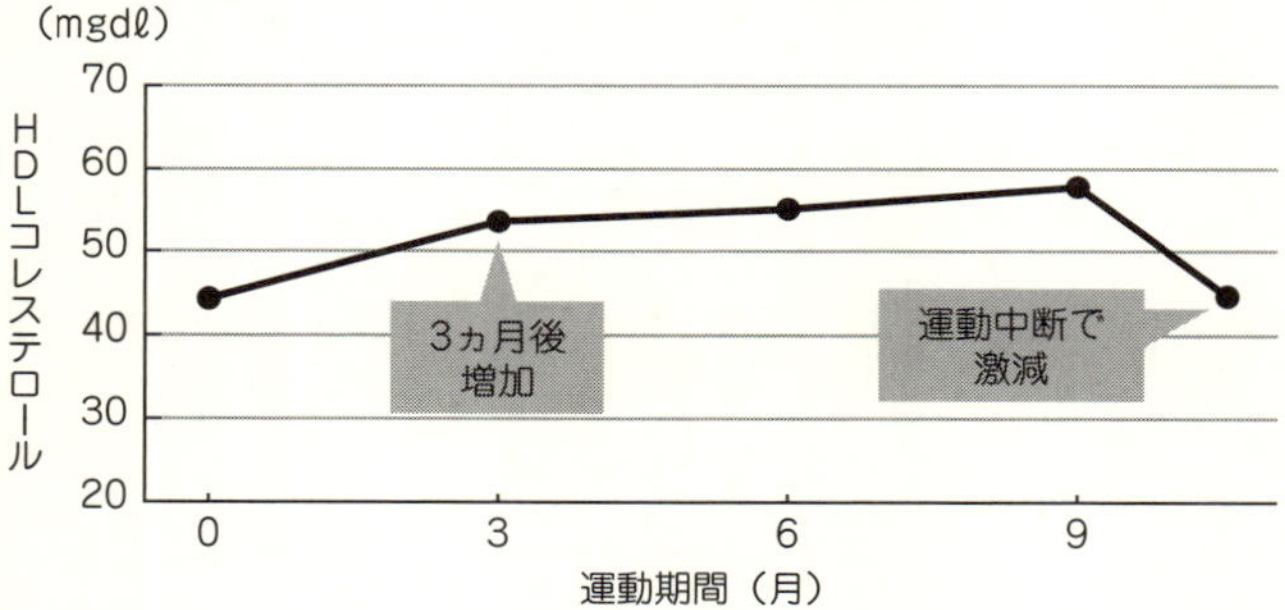


運動開始から3ヵ月後にはHDLコレステロールが増加。運動を続けている間はその後も増加し続けるが、9ヵ月で運動を中断すると、その1ヵ月後には激減。
出典：Motoyama M et al.:Eur. J.Appl. Physiol., 1995より改変

ール、もう一つはHDLコレステロール。動脈硬化を引き起こす原因となるのがLDLで「悪玉コレステロール」と呼ばれています。一方のHDLは血管の壁に張り付いたコレステロールを取り除いてくれる作用があるため「善玉コレステロール」と呼ばれています。

福岡大学スポーツ科学部では、このHDLに着目して実験を行いました。

SJと同等の運動をすることでHDLがどのように変化するかを測定したのです。

実験の結果、SJと同等の運動を約3ヵ月続けることによって、HDLが増えることがわかりました（図5）。

その後も、運動を続けているうちはわずかながらずっと右肩上がりをキープしていきま

した。ところが、９ヵ月後に運動を中断して、その１ヵ月後に変化を見るとＨＤＬは激減してしまい、運動前のレベルに戻っていたのです。これらは、運動は継続させないと意味がないという証明でもあるでしょう。

今のところ、善玉コレステロール値だけを増やす薬というものはありません。だから運動で増やすしかないのです。

でも、それがＳＪのような軽い運動で増やすことができるというのは、ありがたいことだといえます。

また、血液中にコレステロールではなく中性脂肪が多く存在する場合も、動脈硬化を引き起こすことがあるといわれています。この中性脂肪もＳＪと同等の運動によって激減することが証明されています。

**体力をつけて「がん」を予防**

こんな興味深い研究があります。

運動によって最大酸素摂取量は高まりますが、運動不足で最大酸素摂取量が低い人ほど、

## 図6　運動能力（最大酸素摂取量）別に見たがんの死亡リスク

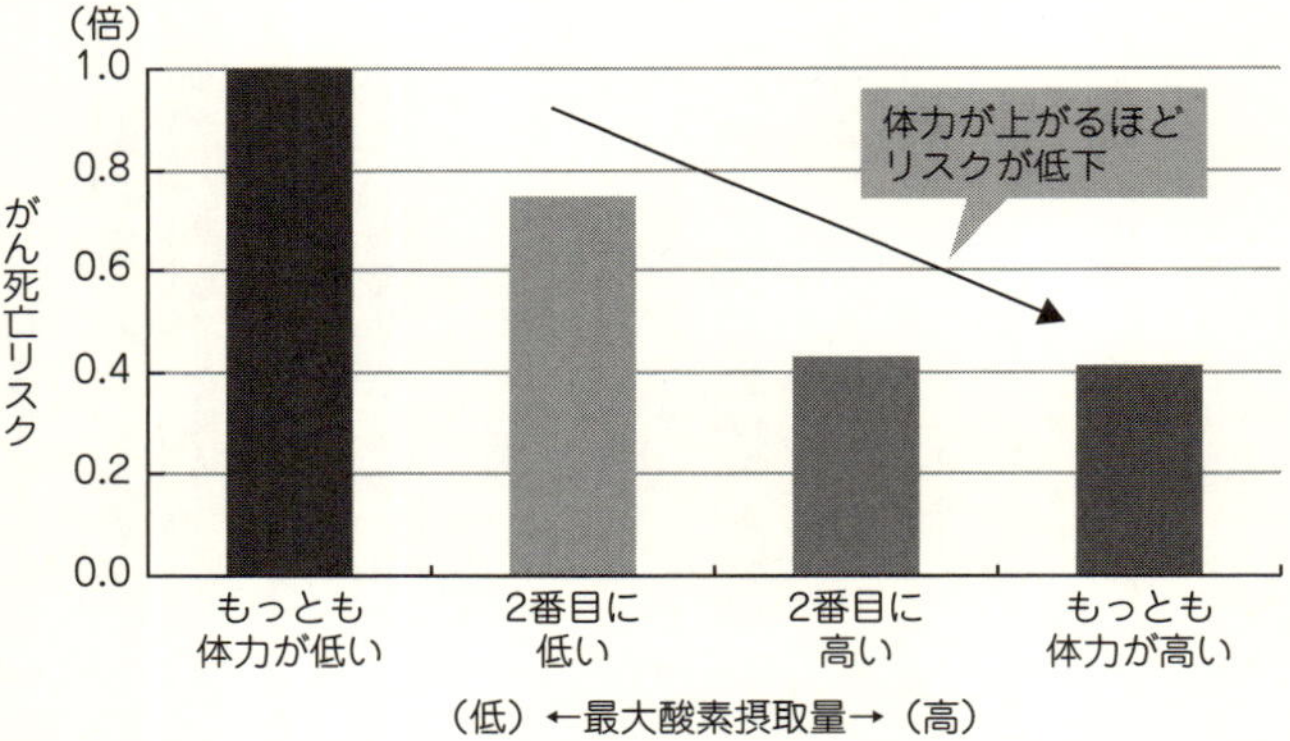


最大酸素摂取量の違いから、体力のレベル別に4つのグループに分け、がんの死亡者数の割合を比較。もっとも体力が低いグループのがん死亡数を1とした。体力が上がる（最大酸素摂取量が増える）ほど、がんの死亡リスクは減っている。
出典：Sawada SS et al, Med Sci Sports Exerc 35; 1546-1550, 2003より改変

動脈硬化性疾患の心臓病や脳卒中、さらにはがんでの死亡率が高いことが、疫学調査で明らかになっているのです。

福岡大学体育学部（現スポーツ科学部）の先輩でもある澤《さわ》田《だ》亨《すすむ》さんらが、最大酸素摂取量とがん死亡との関係を調べています。

約9000人の男性の運動能力を計測し、その後16年間にがんで死亡した人を調べると、運動能力（最大酸素摂取量）が高くなるほどがんの死亡率が低いことがわかりました（図6）。

運動能力とは、長く運動してもバ

テない持久力のこと。最も持久力が高い人たちの死亡リスクは、最も低い人たちの3割程度でした。つまり、ＳＪのような持久力や体力を養う運動をしている人ほど、がんで死亡するリスクが低いということがわかっているのです。

持久力を高める運動は、がんの予防に限らず、免疫力を高めることが多くの実験で証明されています。さまざまな感染症から身を守るためにも、ＳＪで体力を養うことは有効なのです。

## 認知症予防に期待

九州大学では、1961年から福岡市の隣にある久山町《ひさやままち》で、さまざまな疫学調査を行ってきました。久山町の住民は、年齢や職業構成が日本の全国平均とよく似ているため、日本人モデルとされているのです。

この久山町の研究から、アルツハイマー病にかかる人は運動習慣が少ないことが1995年に報告されています。

福岡大学スポーツ科学部は、同じ年齢で、自立して生活できる高齢者と要介護の高齢者について、脳の前頭葉機能と認知機能を調べています。それによると、要介護高齢者は、最初は前頭葉機能も認知機能も低かったのですが、12週間の運動トレーニングを行ったところ、前頭葉機能は自立高齢者と同じくらいにまでなり（図7）、認知機能も向上したのです（図8）。

さらに、要介護者はもちろん体力も低かったのですが、トレーニング後は自立高齢者と変わらないほど体力もあがったというから驚きです。

福岡大学スポーツ科学部の古瀬裕次郎《こせゆうじろう》助教は、高齢者の体力と脳機能について研究されています。

また、そのかたわら8年前から現在の福岡県那珂川《なかがわ》市で月1回「らくらく教室」という認知症予防のための教室を開いています。

教室は60分でSJ＋ステップ運動20分、レクリエーションなどを行っています。参加者は、6～12名の高齢のみなさんで8年前から参加している方もいらっしゃるようです。

そんなみなさんにアンケートに答えていただきました。

**Q　教室を続けてみて、これは運動のおかげだなと思えることはありますか？**

## 図7　前頭葉機能

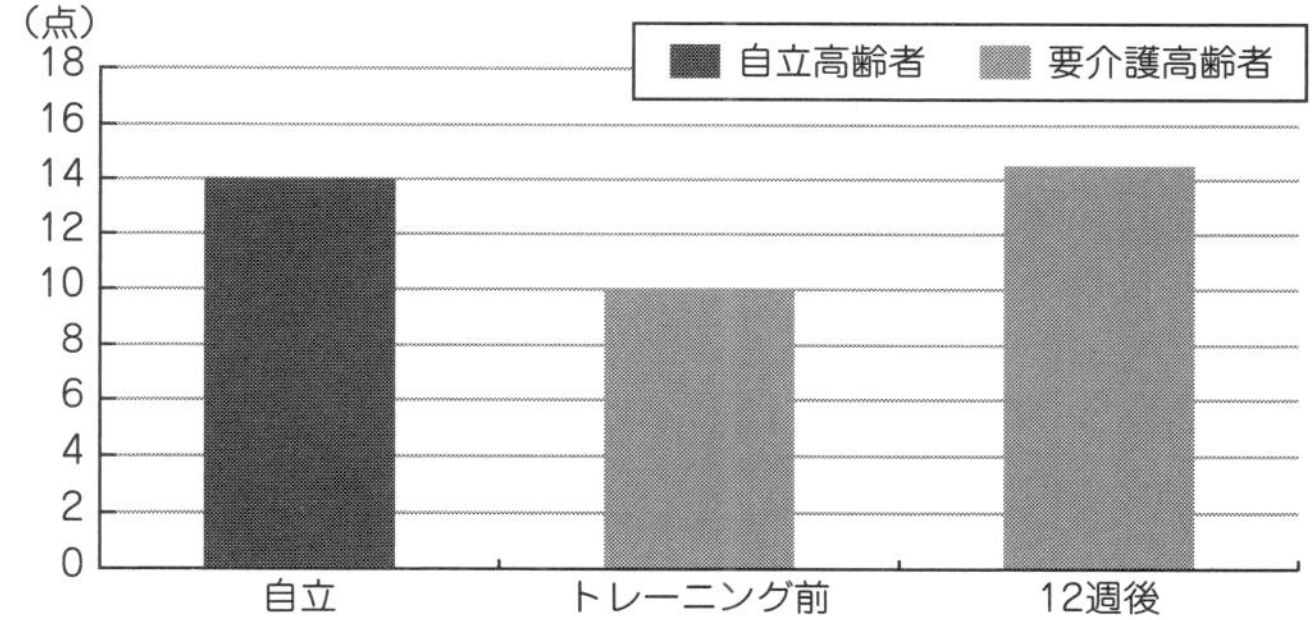


## 図8　認知機能

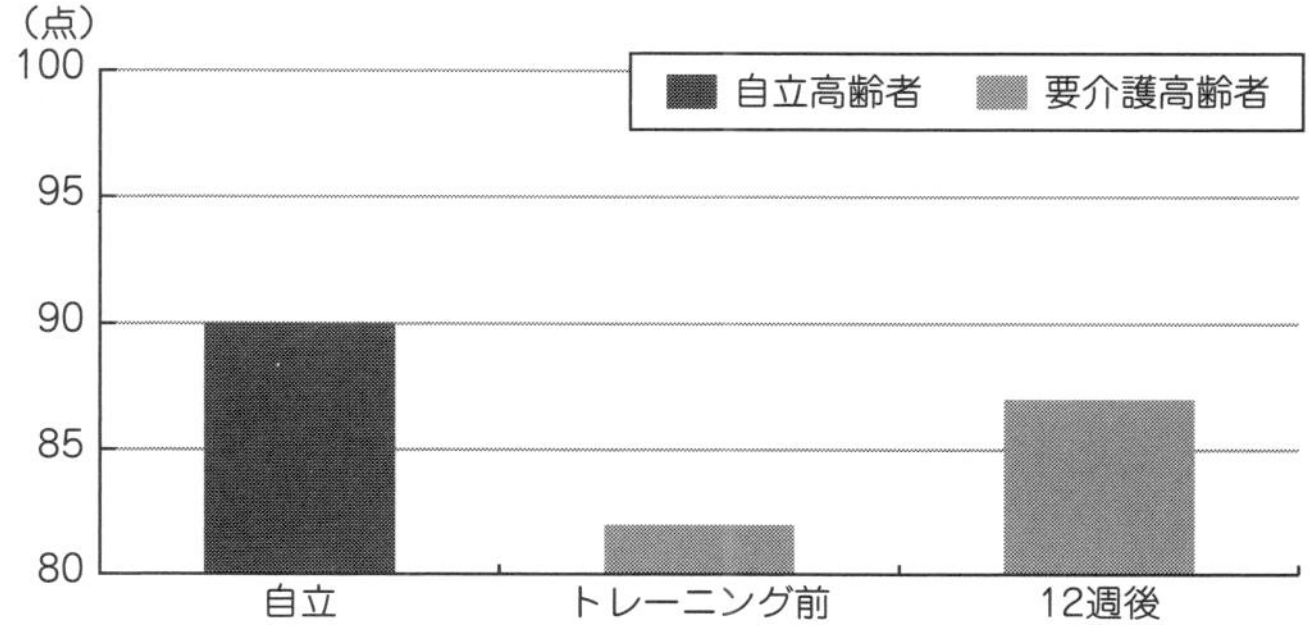


自立高齢者と要介護高齢者における運動前後の前頭葉機能と認知機能。
出典：Nakayama. F. et al. Jpn J. Phys Fitness Sports Med. 2011 より改変（上下ともに）

「さまざまなことに対して前向きに考えることができるようになった」

「足腰は衰えにくくなった気がする。特に坂道を登る時など、運動をしていてよかったなと思うことがある」

「同級生が亡くなった知らせを聞いて『あいつは私より元気な奴だったのにな』と感じた時に、自分が元気でいられるのは運動のおかげかなと思った」

**Q　周りの人の変化はありますか？**

「周囲から『若いね』と言われる」

「同級生と再会した時、若くみられた」

**Q　大きな変化はありますか？**

「友達ができた。70〜80歳代で友達ができることは珍しい。それによって交流するチャンスが増えた。つまり人生の幅が広がったと思う」

この「らくらく教室」では、SJやステップ運動をしながら、会話、ゲームなどを行ったり、運動の間にレクリエーションを取り入れたりしているようです。それに対して参加者のみなさんは、

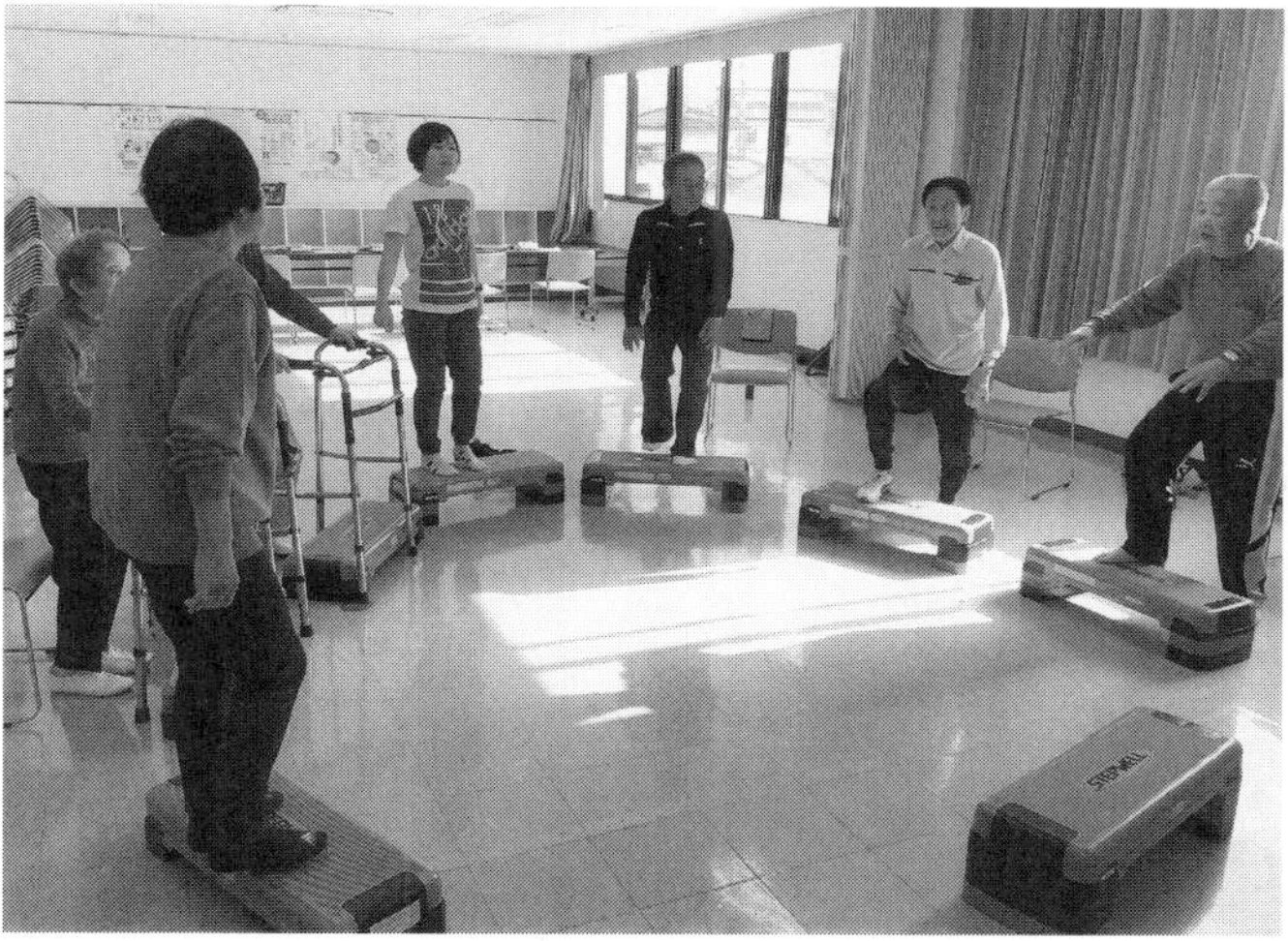


認知症予防の「らくらく教室」でのステップ運動

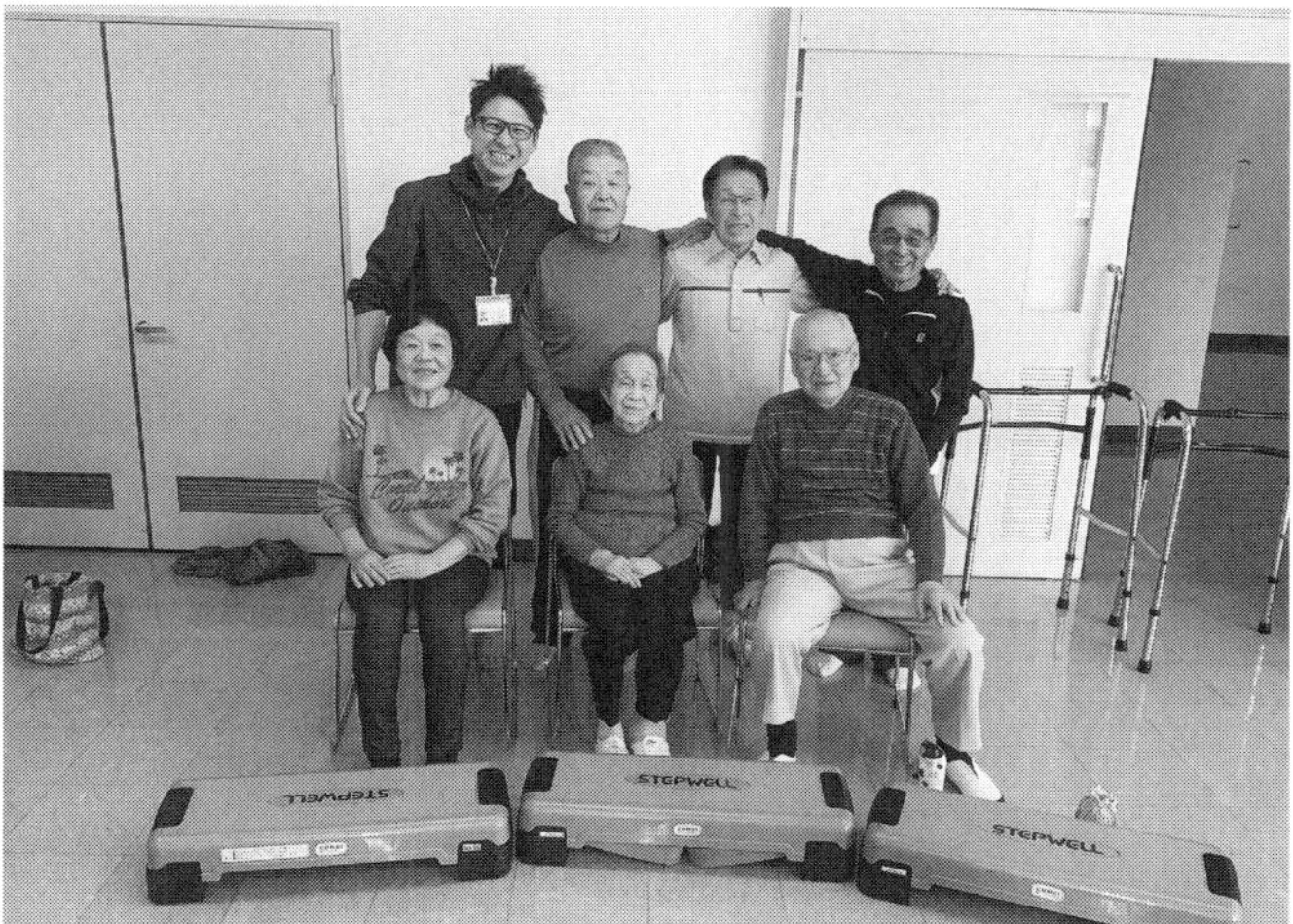


古瀬裕次郎助教（後列左）と「らくらく教室」のみなさん

「足を使いながら頭を使ったり考えたりするのは脳に良さそう」

「運動だけでなくさまざまなことを行うのは楽しい」という声が上がったそうです。

一つの運動を行いながら、しりとりゲームなどもう一つの作業を行うことは「デュアルタスク」といって、認知症防止にとてもいいとされており、福岡大学スポーツ科学部ではそのエビデンス（臨床結果など科学的根拠・証拠）も実証しています。

国立長寿医療研究センターの研究結果では、運動と頭を使う行為を組み合わせることで軽度認知障害の脳の萎縮を抑え、記憶力を改善できることが明らかにされており、軽度認知症の防止にもつながるとして注目されています。

だから、自宅で英会話の学習番組などを観ながらステップ運動をしたり、誰かとおしゃべりしながらＳＪに取り組むのは、とてもいい認知症予防といえます。

ＳＪのイベントに参加した時なども、隣の方に積極的に声をかけてどんどんおしゃべりを楽しんでほしい、そう思っています。

## 脳の老化を防ぐ

脳の前頭葉の研究で著名な元京都大学霊長類研究所所長の久保田《くぼた》競《きそう》氏の指導による研究

## 図9 スロージョギングで前頭前野の機能は高まる

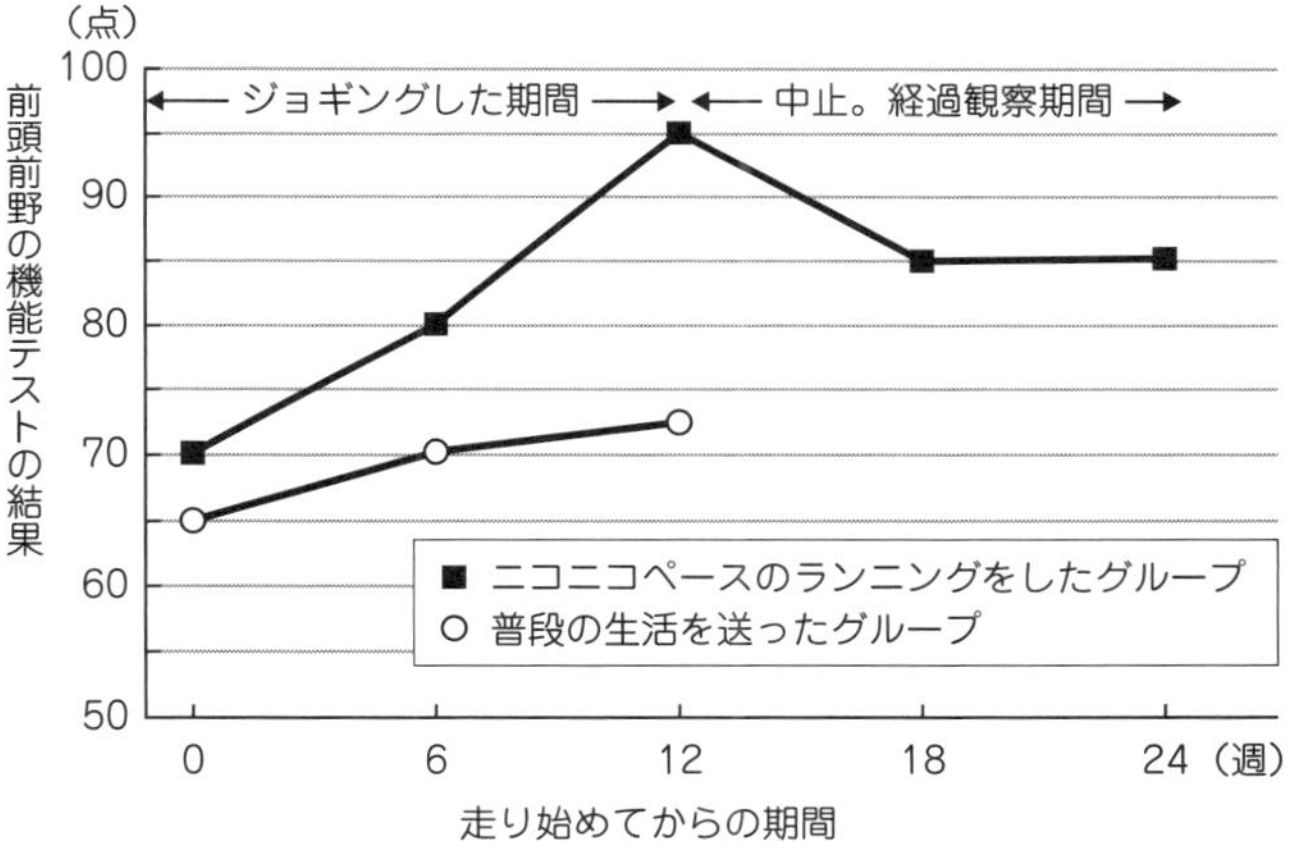


ニコニコペースのランニング30分を週に3回行い、
前頭前野の機能がどう変わるかを調査。
出典：Harada T et al. Neurosci Res. 49:325-337, 2004より改変

に次のようなものがあります。

まず、平均年齢29歳の成人を2つのグループに分け、一つのグループにはニコニコペースのランニングを30分、週に3回12週行いました。

他のグループには普段と変わらない生活をしてもらいました。

実験をスタートさせて6週、12週に脳の前頭前野の機能を調べるテストをした結果が図9です。

トレーニング・グループは開始から6週で80点を超え、12週では95点と満点に近い高得点をとりました。

トレーニング・グループは、13週以降はトレーニングを中止し、経過を観察しましたが、運動前に比べ高いレベルを24週まで維持できました。

ＳＪという動作によって、複雑に脳を刺激し、走ることがもたらす血液循環の改善やホルモンの分泌が脳の発達を促したのです。

## 有酸素運動で海馬は大きくなる

「最近物忘れが多くなった」「人の名前が出てこない」ということをよく聞きます。私も最近、芸能人の名前をど忘れしてしまうことが増えました。

人名のように「長い間覚えておきたい記憶」をコントロールしているのは脳の海馬という部位になります。

ここに障害が起きると物事が記憶できないとされています。

昔は脳の細胞は増殖することはないといわれていたのですが、海馬では神経細胞が作られ、またＳＪなどの有酸素運動によって海馬そのものが大きくなり、神経細胞が分裂して数が増え、機能も向上することがわかってきています。

さらに、海馬が大きくなるときには、ＢＤＮＦ（脳由来神経栄養因子）という物質が放出されます。この物質は神経細胞を増殖させ、シナプスを形成し、神経細胞を保護するなど、加齢による脳の老化を防ぐ作用があることも明らかになっているのです。

### 「寝たきりリスク」が低下

ＳＪは太ももの衰えやすい前側の筋肉をしっかり鍛えるから、「寝たきりリスク」を低下させると言われています。

「筋肉量の減少」に「隠れ肥満」が加わると、寝たきりのリスクが高まることは、ご存知でしょうか？

メタボリックシンドロームを警戒するための指標として知られているＢＭＩ。「Body Mass Index」の頭文字を取ったもので、日本語では体格指数と訳されます。計算方法は、

［体重（kg）÷身長（m）÷身長（m）］

で計算して求めます。

日本肥満学会では、18・5未満を「やせ」、18・5以上〜25・0未満を「ふつう」、25・0以上を「肥満」としています。

欧米、中国などに比べて日本人のBMIは、だいぶ低いといわれていますが、SJの提唱者である田中宏暁教授は、こんなことをおっしゃっていました。

「日本の肥満と欧米の肥満は違うんじゃないかな。極論すると、日本人の場合は、サルコペニア肥満が多いのではないかと疑っているんだよ」

サルコペニアは「筋肉量の減少」を意味します。

サルコペニアと体脂肪の増加が重なった状態である「サルコペニア肥満」は、通常の肥満よりも生活習慣病などにかかりやすく、運動能力、特に歩行能力を低下させるため、寝たきりになるリスクを高めるといわれています。

さらに、若い頃と体重や体形があまり変わらずBMIが標準でも、筋肉量は少なくて脂肪が多い「隠れサルコペニア肥満」に陥っている可能性もあるのです。

そうなると、欧米よりももっと深刻な肥満ではないかということになってきます。

福岡大学スポーツ科学部では、およそ2000名の福岡市民の正確な体脂肪率を測ってみました。対象者はBMIが22〜23、いわゆる「肥満」ではなく「ふつう」とされる人たちです。すると驚いたことに、何と男女ともにその6割が肥満だったことが判明したのです。これはとても怖いことです。

隠れ肥満には、「内臓脂肪蓄積型」ともう一つ、「筋を使うことがないために、筋が萎縮してしまうことによる肥満」があります。メタボの基準に入らなくても、これはほとんどサルコペニア肥満といえるでしょう。そして気がつかないうちに衰弱して死に至ることもあるのです。

医学界もこの筋肉の衰えの怖さを知らないといわれています。

細身でうしろ姿はほっそりしているのに、前のお腹だけがポコっと出ている人は、その予備軍だと思ったほうがいいでしょう。

また、若い女子学生でも痩せている方が多いのですが、腓腹筋《ひふくきん》（ふくらはぎ）が少ないケースが目につきます。これもまたサルコペニアが疑われます。

この場合の原因は、運動不足がほとんど。普段の生活で走ることなどないからそうなってしまうのです。非常に不健康な状態といえるでしょう。

筋肉は、40歳を過ぎると何の対処もしなければ一年に1%の割合で減っていきます。

65歳以降にはがくんと減る率が高くなり、80歳ではピーク時の30〜40%が減少するといわれています。そして体脂肪率は倍になるというのです。

筋肉が減っていけば、基礎代謝が減り、エネルギー消費も減少します。基礎代謝とは、ただじっとしているだけで消費されるエネルギーのこと。このうち最も多くの割合を消費するのが筋肉なのです。食事の量が以前と変わらないのであれば、エネルギーは余ってしまい、脂肪となって体に蓄えられてしまうわけなのです。

面白いことに、SJで使われる筋肉は、太ももの前側、それにお尻の筋肉といった大きな筋肉です（図10）。これらは、年齢を重ねることでもっとも落ちやすい筋肉。だから、こうした筋肉を普段からどんどん使えば、サルコペニア肥満の予防になり、「寝たきりリスク」を低下させるのです。

## 衰えやすい筋肉を中心に鍛える

ウォーキングとSJでは使われる筋肉に違いがあることも知っておきましょう。

SJはたとえスピードが遅くても、一歩進むごとにしっかり太ももを使う動作をします。このとき使われるのが、お尻の筋肉（大臀筋）や太ももの前側の筋肉（大腿四頭筋）、背骨から太ももの骨まで伸びて上半身と下半身をつなぐ腸腰筋（大腰筋・小腰筋・腸骨筋の総称）などの大きなサイズの筋肉（図10）。そのためにエネルギー消費量が多くなるのです。

## 図10　スロージョギングで使われる筋肉

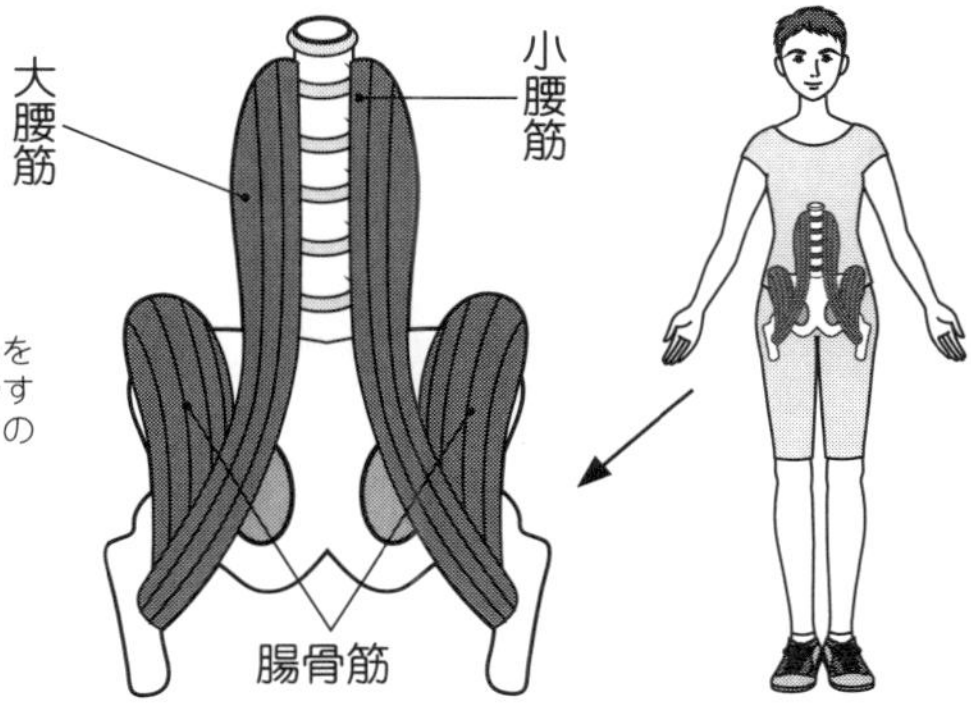


一歩進むごとに太ももを使うことで、萎縮しやすい大腰筋など腰まわりの筋肉が鍛えられる。

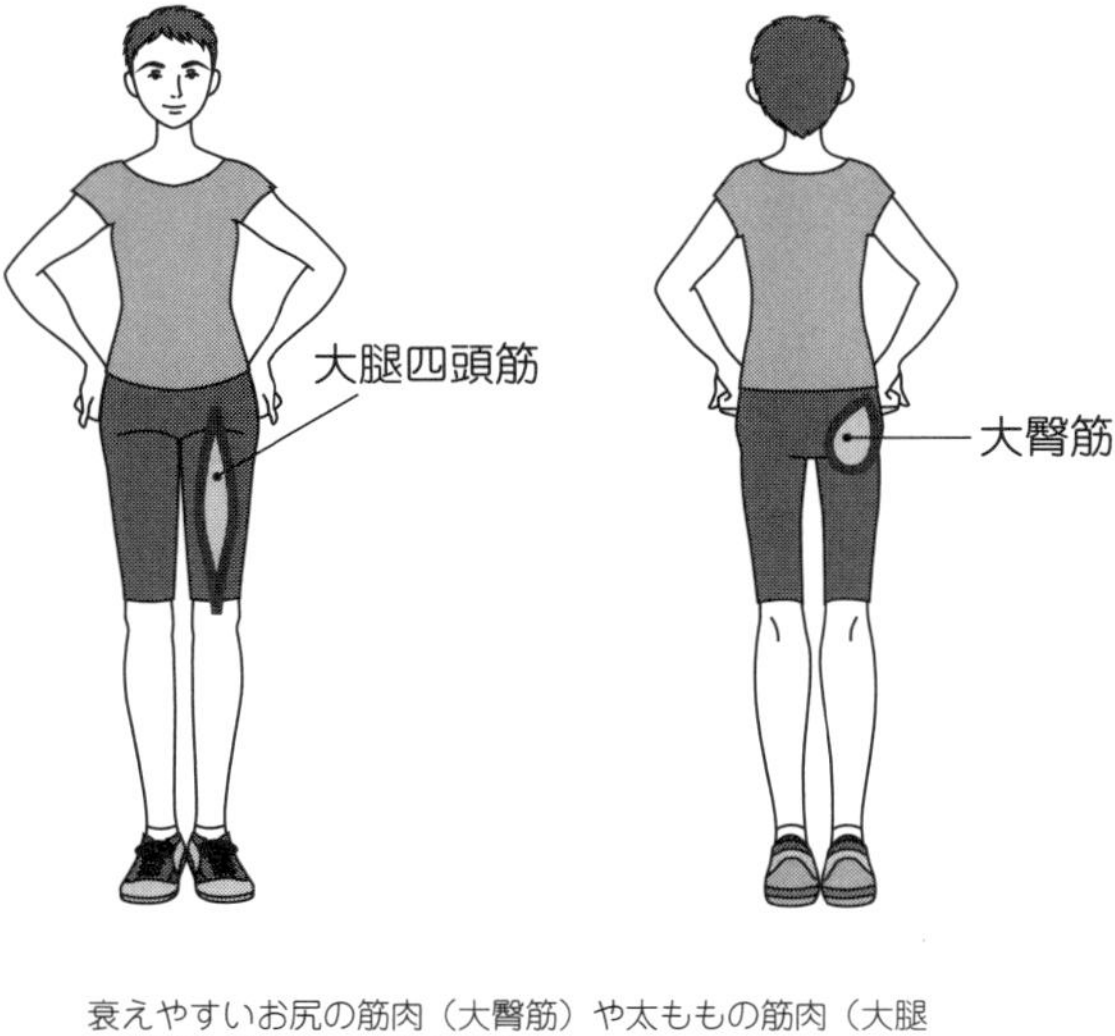


衰えやすいお尻の筋肉（大臀筋）や太ももの筋肉（大腿四頭筋）が効率よく鍛えられる。

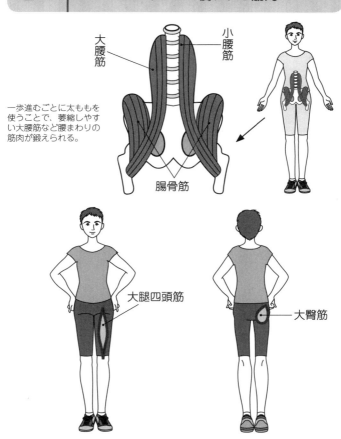

年齢を重ねるとこれらの筋肉は萎縮して衰えてきます。すると、足を上げにくくなって、小さな段差でもつまずきやすく、転倒の原因になってしまいます。

一方、ウォーキングは、振り子運動なので太ももを持ち上げる必要がないため、これらの筋肉はあまり鍛えられないのです。

## 強い運動なのにきつくない

また、エネルギー効率にも違いがあります。

人間が自分の脚で移動するとき、時速4〜5㎞くらいのゆっくりしたペースだったら歩いていても、時速6〜7㎞くらいになると自然に走りだしてしまいます。

横断歩道で青信号がチカチカした時、誰もがちょっと小走りになりますよね。

大股で歩く人なんてまずいません。

それは、速く歩いて移動しようとすると苦痛を感じるからなんです。

むしろ小走りのほうが楽。第2章で詳しく解説しますが、スロージョギングはランニングの一種といえるものです。移動する速さと運動の主観的強度を、ウォーキングとランニングの場合でグラフにしたものがあります（図11）。

## 図11　主観的運動強度（きつさ）の比較

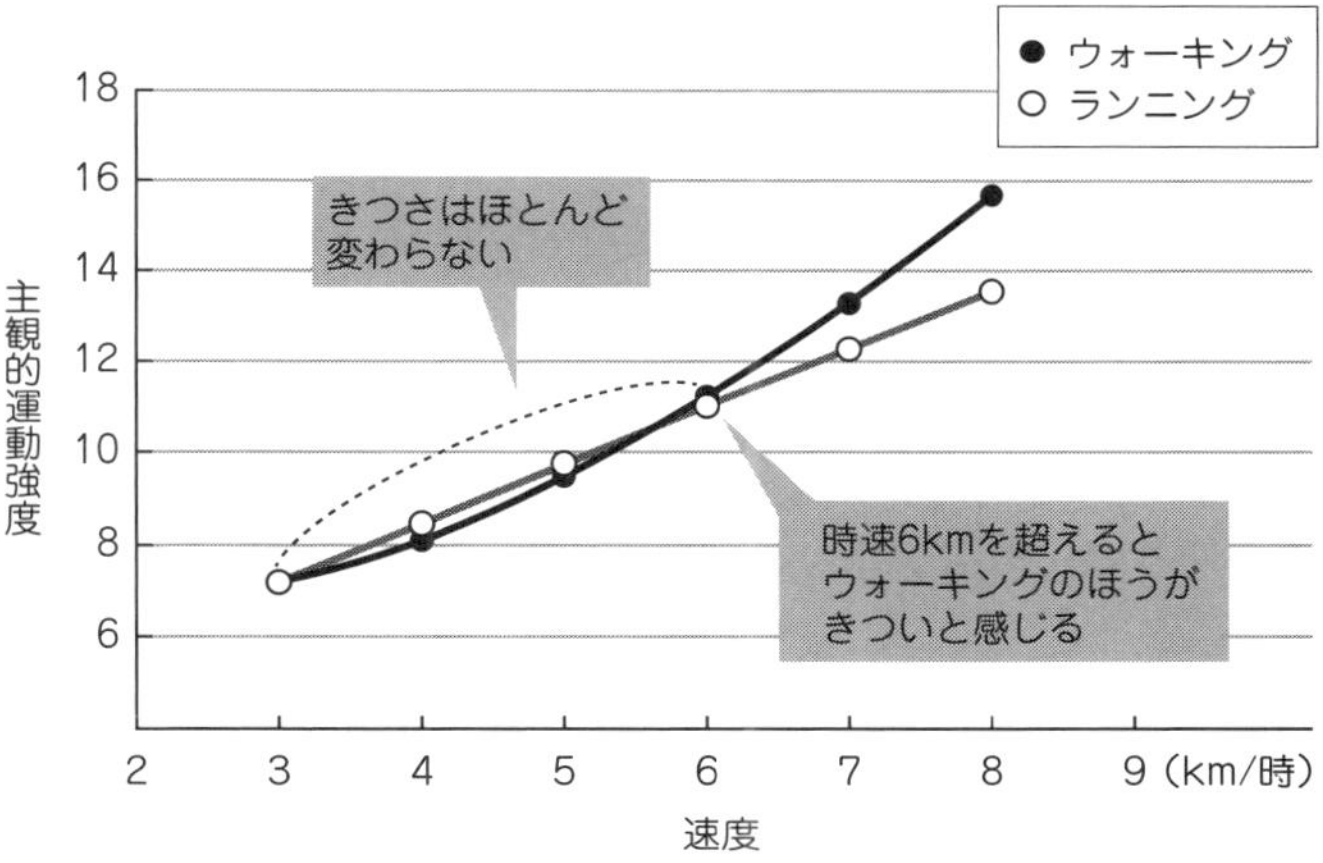


出典：北嶋康雄 他『ランニング学研究』25(1): 19-27, 2014より改変

これを見ると、時速６kmまではウォーキングとランニングの主観的運動強度（きつさ／ＲＰＥ〈Rating of Perceived Exertion〉）はほぼ変わらないのですが、それ以上の速さになるとウォーキングのほうがきついと感じているのがわかります。

速いスピードでのウォーキングは限定された筋群が動員され、それによって自覚する主観的運動強度が増強されるので、ＳＪより多く「疲れ」を感じます。

メッツという運動の強さを表す国際的な単位があります（47ページ図

12）。安静時は1メッツです。

当然のことながら、スピードが速くなれば人は「きつさ」を感じます。時速が3〜6㎞くらいまでは、SJのほうが運動強度は高くなります（ウォーキングは3メッツ、SJは6メッツ）。それだけエネルギーを消費するということなのです。

ただ一般的に、ウォーキングより強度が高いということはきついんじゃないかと思われるのですが、そうではありません。

主観的運動強度を測る表があります（48ページ図13）。これは、スウェーデンの心理学者ボルグ（Gunner Borg）教授が作った運動の主観的な「きつさ」を示した指標です。一番低い強度6から最も高い強度20までのレベルがあり、「非常に楽である」から「非常にきつい」という感覚で示されています。

つまり、感覚的な尺度で測ったものです。この表で見ると、SJは「楽である」となります。

主観的運動強度についてこんな興味深い研究もあります。

私の後輩である坂本《さかもと》誠《まこと》さん（現一般社団法人びんご元気プロモーション代表理事）は福

## 図12　生活と運動活動のメッツ（運動強度）表

| メッツ（運動強度） | 生活例 |
|---|---|
| 3.0 | ウォーキング程度の普通走行（平地、67m/ 分、犬を連れて） |
| 3.3 | カーペット・フロア掃き、掃除機かけ |
| 3.5 | 階段を下りる、風呂掃除 |
| 4.0 | 階段をゆっくり上る、自転車に乗る（16km/h 未満） |
| 4.3 | やや速歩（平地、やや速め＝ 93m/ 分） |
| 5.0 | かなり速歩（平地、速く＝ 107m/ 分） |
| 8.8 | 階段を速く上る |

| メッツ（運動強度） | 運動例 |
|---|---|
| 2.3 | ストレッチング |
| 2.5 | ヨガ |
| 2.8 | 座って行うラジオ体操 |
| 3.0 | ウォーキング、ピラティス、太極拳 |
| 3.5 | 自転車エルゴメーター（フィットネスバイク／ 30 ～ 50 ワット） |
| 4.0 | 卓球、パワーヨガ、ラジオ体操第１ |
| 4.5 | 水中歩行（中等度）、ラジオ体操第２ |
| 4.8 | 水泳（ゆっくりとした背泳） |
| 5.0 | かなり速歩（平地、速く＝ 107m/ 分）、バレエ（モダン・ジャズ） |
| 5.3 | 水泳（ゆっくりとした平泳ぎ） |
| 5.5 | バドミントン |
| 6.0 | スロージョギング、ウェイトトレーニング（高強度、パワーリフティング、ボディビル）、水泳（のんびり泳ぐ） |
| 6.5 | 山を登る（0 ～約 4.1kg の荷物を持って） |
| 6.8 | 自転車エルゴメーター（フィットネスバイク／ 90 ～ 100 ワット） |
| 7.0 | ジョギング、サッカー、スキー、スケート |
| 7.3 | エアロビクス、テニス（シングルスの試合）、山を登る（約 4.5 ～ 9.0kg の荷物を持って） |
| 9.0 | ランニング（139m/ 分） |

出典：「健康づくりのための身体活動基準 2013」より改変
※安静時は１メッツ

## 図13　ボルグの主観的運動強度（RPE）

| レベル | 主観的に感じるきつさ | ペースの目安 |
|---|---|---|
| 20 | | しかめっ面ペース |
| 19 | 非常にきつい | |
| 18 | | |
| 17 | かなりきつい | がんばりペース |
| 16 | | |
| 15 | きつい | |
| 14 | | |
| 13 | ややきつい | |
| 12 | | ニコニコペース（スロージョギング） |
| 11 | 楽である | |
| 10 | | |
| 9 | かなり楽である | ルンルンペース |
| 8 | | |
| 7 | 非常に楽である | |
| 6 | | |

岡大学大学院博士課程時代、歩行と走行を同一心拍数で比較した時の主観的運動強度の関係について研究しました。

その結果、ランニングのほうがウォーキングよりもきつさの程度が低いことを明らかにしました。坂本さんによると、

「有酸素性の能力（いわゆるスタミナ）を上げるためには、ある程度まで心拍数を上げる必要があります。20代の若者では120拍／分付近で乳酸が急増してきます。

## 図14　同一心拍数における主観的運動強度の比較

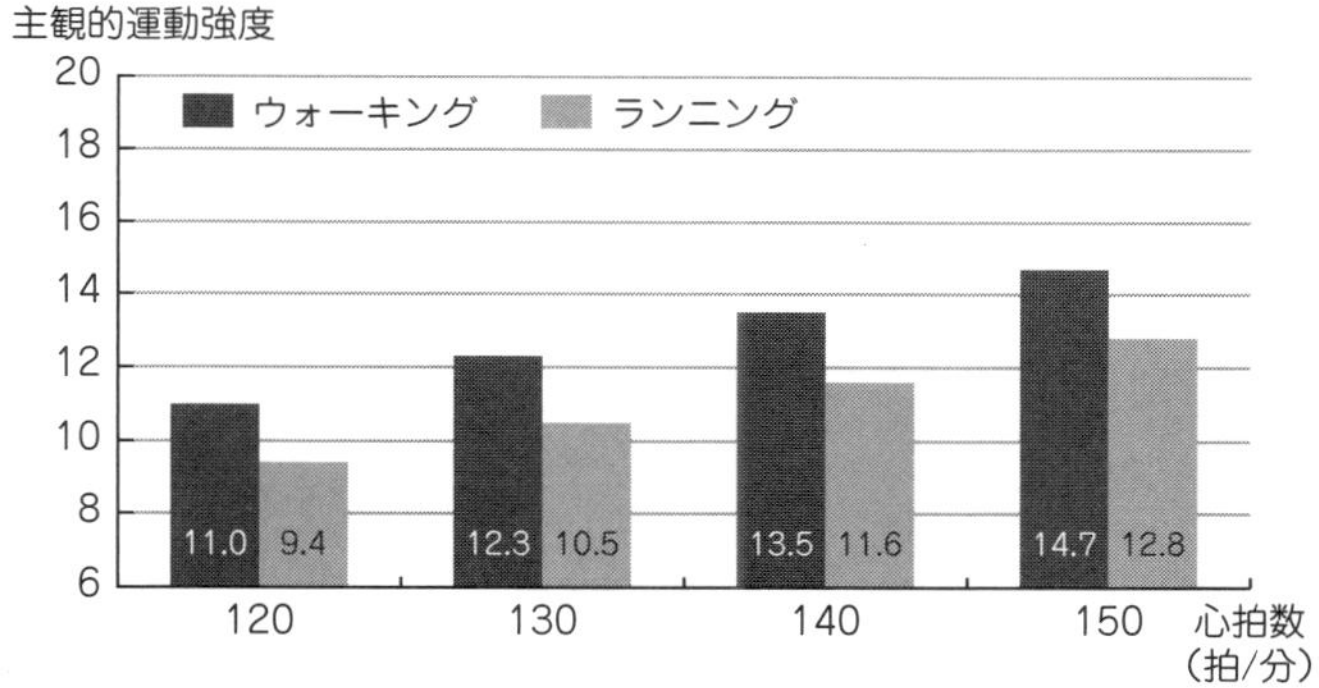


ウォーキングよりランニングのほうが「楽だ」と感じる。
出典：Sakamoto et al. Arch Sports Med 2017 1(2):44-47. より改変

この強度を乳酸性《にゅうさんせい》作業《さぎょう》閾値《いきち》（ＬＴ／乳酸閾値とも言う）と言いますが、有酸素性体力が増加する最小の負荷と考えられています。図14のグラフからわかるように、１２０拍／分から１５０拍／分まで、ランニングはウォーキングに比べて同一心拍数でも、ＲＰＥによるきつさの程度は『かなり楽である』から『ややきつい』と感じるレベルになっています。一方、ウォーキングは『楽である』から『きつい』の範囲になっています。

つまり、ランニングは乳酸が急増するレベルから高い強度まで、きつく感じにくく楽に有酸素性能力を増加させることができる健康法と言えます」

ランニング＝きつい、ウォーキング＝楽であるというのはイメージであり、実際には違うということですね。

## 不安な方はルンルンペースから

ＳＪのペースである「ニコニコペース」には個人差がありますが、だいたい時速４～５㎞くらいとされています。

これに対して、息切れしたり、汗をかくようなペースは「がんばりペース」。このペースで走り続けるには、それこそ気力や根性が必要になってきます。多くの人が思い描くランニングやジョギングのイメージがこれではないでしょうか。

まったくの初心者や体力に自信のない方なら「非常に楽である」「かなり楽である」の「ルンルンペース」からはじめてみるのもいいでしょう。

主観的運動強度は、あくまでも個人差があるために、実際にゆっくりした「ルンルンペース」から徐々にスピードを上げていき、苦しさを感じる速さまで試してみることをお勧めします。散歩レベルの「ルンルンペース」で1分間走り、次に通勤歩行と同じくらいの「ニコニコペース（スロージョギング）」で1分間、さらにちょっとスピードを上げて「がんばりペース」で1分間走ってみると、それまでの走りとは疲労感が違うことに気づくはずです。

## ウォーキングで膝を痛める理由

ウォーキングで本当に速く歩こうと思ったら、かなり大股で歩かなければいけません。それで膝を痛めたり、かかとを壊したりする人が出てきます。

これは、人の歩き方には、内股や外股など人によって足の運びにクセがあるため、まっすぐ着地できず、膝やかかとに負荷がかかるからなのです。

一方、SJは両足が宙に浮く走法なので、足の運びが自然とまっすぐになり、膝に負担がかかりにくく、また、足の指の付け根で着地するため（フォアフット着地）、かかとを壊したりすることがありません。

この着地だと地面からの衝撃を最小限に抑えることができます。通常のかかと着地の場合、着地のときにかかる地面からの衝撃は体重の3倍といわれ、対するフォアフット着地の場合の衝撃は、その3分の1程度ですむのです。

SJは、膝やかかとへの負担が少ない運動ですから安全性も高いということなのです。

# 第2章　スロージョギング　実践のポイント

## スロージョギングのペースとは？

私がスロージョギング（ＳＪ）の講習やイベントで参加者のみなさんと話をすると、「ジョギングという言葉に抵抗がある」という方がいらっしゃいます。

「ウォーキングは簡単にできそうだけど、ジョギングはきついんじゃないかな」と思う人が多いようです。

そもそもジョギングとは、「ゆるやかなペースで走る」スポーツのこと。

そこにさらに「スロー」という形容がついたのは、ジョギングよりも抑えたスピードの走りだからなのです。

それは歩く速さと同じくらい。場合によっては歩いている人に抜かれるほどのスピードでちょこちょこ走る運動です。

その時速は、約4～5㎞。ちょうど「小走り」くらいの速さですね。

「息が上がることはなく、笑顔でおしゃべりしながら走れるスピード」と言えば理解してもらえるかもしれません。

前述したように、このスピードは「ニコニコペース」とも呼ばれています。

当然ながら、体力や年齢によってこれらの「ペース」の速度は違います。

ある人にしてみればその速度が「がんばりペース」でも、同じその速度が別の人にとっては「ニコニコペース」だったりして、人によって様々です。

まずは、自分にとっての無理のない「ニコニコペース」を見つけることが大事なのです。

**ウォーキングとの明らかな違い**

まずご理解いただきたいのが、ＳＪはランニング（ジョギング）の一種であるということ。

そもそもウォーキングとランニングの違いは、

**ウォーキング：前進するとき、どちらか片方の足が必ず地面についている**
**ランニング　：両足が同時に地面から離れている（ジャンプの連続）**

といわれています。

この違いは速さで決まるわけではありません。どんなに遅くても、一瞬でも両足が地面を離れることがあれば、それはランニングなのです。
両足が地面から離れると、着地した時に太ももの筋肉、お尻の筋肉、腸腰筋（43ページ）というような体を支える大きな筋肉を使います。だから、SJをやるだけで重要な筋肉が鍛えられるという効果があるのです。

**スロージョギング5つのポイント**

ここからは、ポイントを解説していきましょう。
基本的な動きの大きなポイントは5つです（図15）。

**①フォアフット（足の指の付け根の部分）着地**
**②歩幅は小さく、約20〜40㎝。1分間180歩、足踏みするテンポ**
**③笑顔でおしゃべりできるニコニコペース**
**④腕は自然に振る**
**⑤アゴは自然に上げて、目線を遠くに背筋を伸ばす**

## 図15　スロージョギング走法のポイント

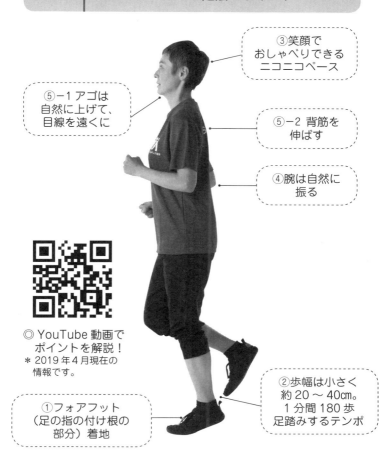

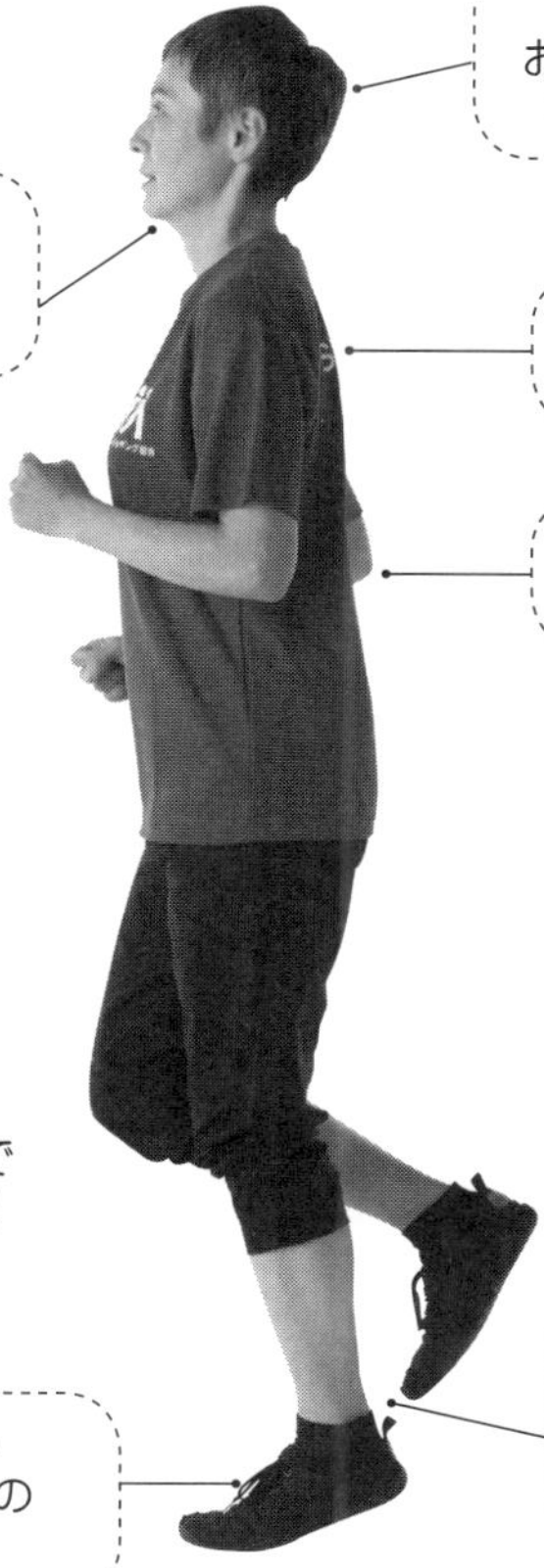
③笑顔で
おしゃべりできる
ニコニコペース
⑤−1 アゴは
自然に上げて、
目線を遠くに
⑤−2 背筋を
伸ばす
④腕は自然に
振る
②歩幅は小さく
約 20 〜 40㎝。
1 分間 180 歩
足踏みするテンポ
①フォアフット
（足の指の付け根の
部分）着地

◎ YouTube 動画で
ポイントを解説！
＊ 2019 年 4 月現在の
情報です。

## 足の指の付け根で着地

まず、ＳＪの走り方のポイントでもっとも重要なのが着地。

普通に走る場合、多くの人はかかとから着地してつま先で地面を蹴る、という走り方をします。しかし、この走り方では、かかとで着地したときに一度ブレーキをかけて、それから再びスピードを上げるという非常に効率の悪いことになってしまいます。

また、着地の衝撃も大きいので怪我のリスクも高いと言えます。

ＳＪでは、かかとからではなく、足の指の付け根で着地する「フォアフット着地」を行います。

２０１８年10月のシカゴマラソンで、２時間５分50秒という驚異的な日本記録を樹立した大迫《おおさこ》傑《すぐる》選手もこのフォアフット着地をする「フォアフット走法」を採用していることで知られました。

これは、足を後ろに蹴りだすのではなく、アキレス腱のバネの力を利用して前に進むという走り方。一歩ずつブレーキをかけることがないために効率のよい走り方といえるもの。

このフォアフット着地は、実は人間にとって最も自然で、また怪我をしにくい走り方だといわれています。51ページでお伝えしたように、かかと着地に比べて、地面からの衝撃は3分の1程度です。初心者に限らず、ランナーは膝やスネ、腰を痛める場合が少なくありません。体重の重い人がいきなり走り始めて膝を痛めるという話もよく聞きます。

でも、フォアフット着地ならそうしたリスクもないため、誰でも始められるわけなのです。

フォアフット着地で走るときのコツは、まず背筋を伸ばして立ち、体を前方に傾けます。このとき、軸を保つ意識を持つことが大切です。そして、倒れないように足を出して走りだすのです。上半身はリラックスした状態で、地面は蹴らずにジャンプするイメージで。

基本的にかかとは常に少し浮いた状態ですが、着地がフォアフットでできたのであれば、そのあとはかかとが自然に地面についても構いません（61ページ図16）。

気をつけてほしいのは、決して爪先からの着地ではないということ。足指を上にそらすくらいのイメージを持つといいでしょう。

ただし、あまり言葉のまま実行しようとすると、ぎこちなくなってしまいます。

これまでかかと着地で走っていた人にとって、最初はフォアフット着地の感覚をつかむのが難しいかもしれません。

実はそれは、ジョギング・シューズのせいでもあります。現在のジョギング・シューズのほとんどは、かかと部分が分厚くなっています。これはかかと着地で走るように設計されているためなのです。

フォアフット着地の感覚をもっとも手っ取り早くつかむには、まず裸足になって走ってみるのがオススメの方法（図16）。なぜなら、人間にとってもっとも自然なフォアフット着地は、ほぼ裸足の状態の走り方だからなのです。

さらに、いったん立ち止まり、その場で10回ほどジャンプをしてみてください。ジャンプした時の着地がフォアフット着地になっています（63ページ図17）。

この感覚がわかって自然に走りだせば、おのずとフォアフット着地になっていることに気がつくでしょう。

### 歩幅は小さく小刻みに

ＳＪの大事なポイントは、歩幅を小さく小刻みにすること。ジョギングやランニングを長くやってきた人がスロージョギングを試したときに、「とても難しい」という感想を口にす

## 図16　裸足で走るとイメージをつかみやすい

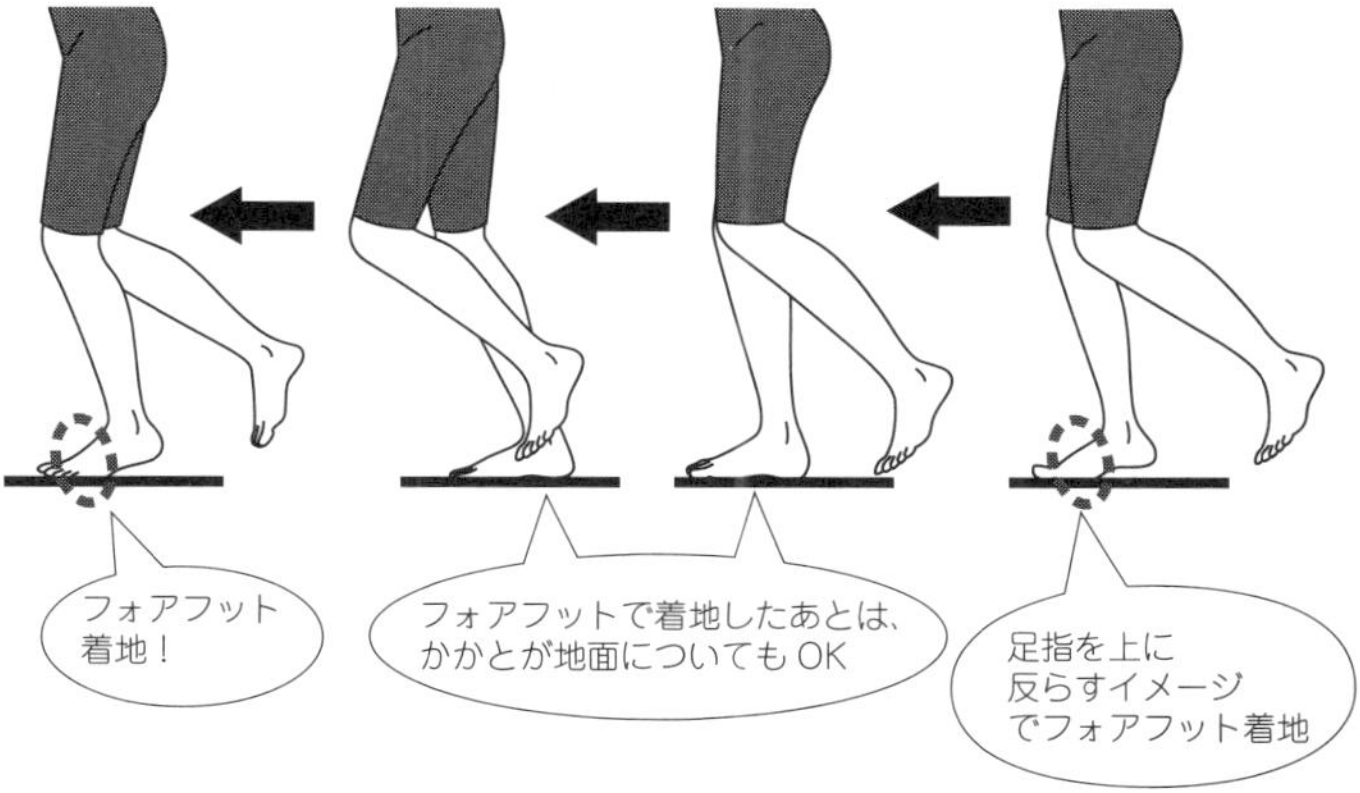
フォアフット
着地！
フォアフットで着地したあとは、
かかとが地面についても OK
足指を上に
反らすイメージ
でフォアフット着地

つま先着地にならないように、足指を上に反らすイメージ。かかとは常に浮いた状態だが、フォアフットから着地すれば、そのあと地面にかかとがついても問題ない。

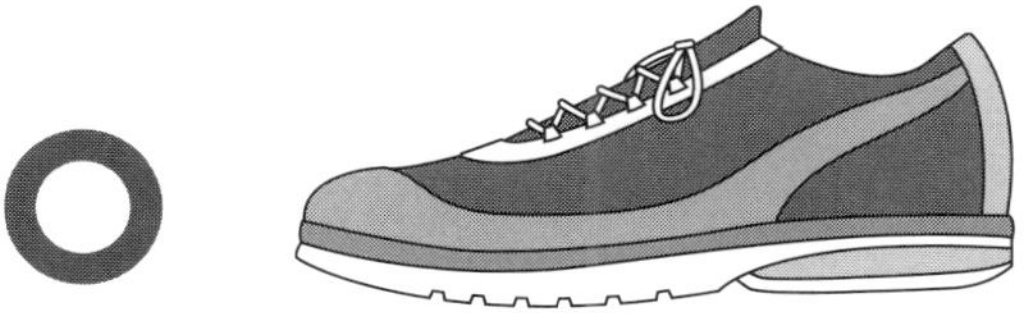

かかとが薄いものを選んだほうが、
フォアフット着地になりやすい。

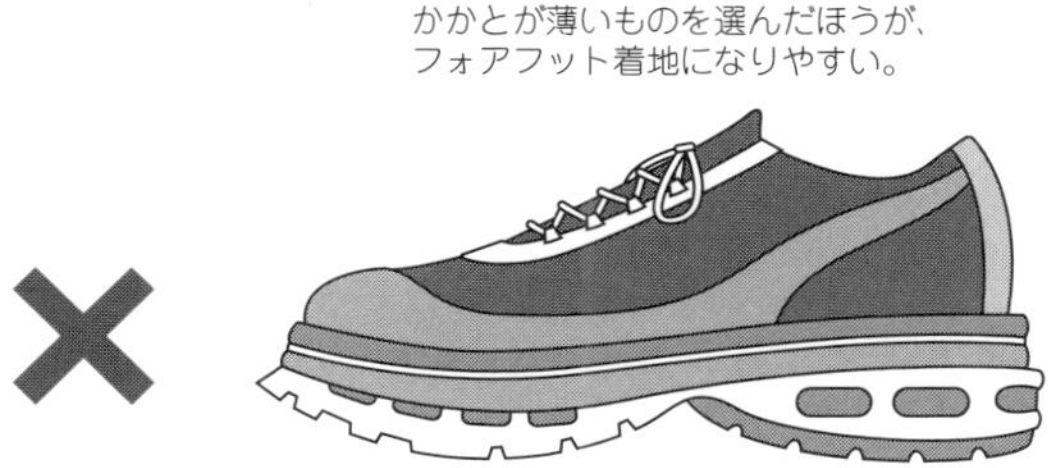

かかとが分厚いシューズは避ける。

るのは、無意識のうちに歩幅を大きくするクセがついているからなんですね。自分で思っている以上に歩幅は小さく、最初は20〜40㎝ほどの歩幅で小刻みに足を動かすようにしてみるといいでしょう。

どうしても歩幅が大きくなってしまうという人は、足を動かすペースが遅い可能性があります。

1分間に刻むビートの数をＢＰＭ（Beats Per Minute）といいます。これは音楽でいえばリズムの速さ、ピッチのことですが、ジョギングでは1分間に繰り出す歩数に当たります。

ＳＪでは、1分間に１８０ＢＰＭで走ることを勧めています。つまり1分間で１８０歩のペースですね。15秒間ならば45歩。これはかなりちょこちょことしたピッチです。このくらいのペースなら歩幅は自然に小さくなり、膝への負担も少ないでしょう。

スマートフォンなどのタイマー機能を使い、15秒間にセットして、何歩走ったか数えてみましょう。45歩走れていればＯＫ。

呼吸は自然でかまいません。自然にまかせたほうが効率よく呼吸できます。歩くときに呼

## 図17 その場でジャンプした時の着地がフォアフット着地

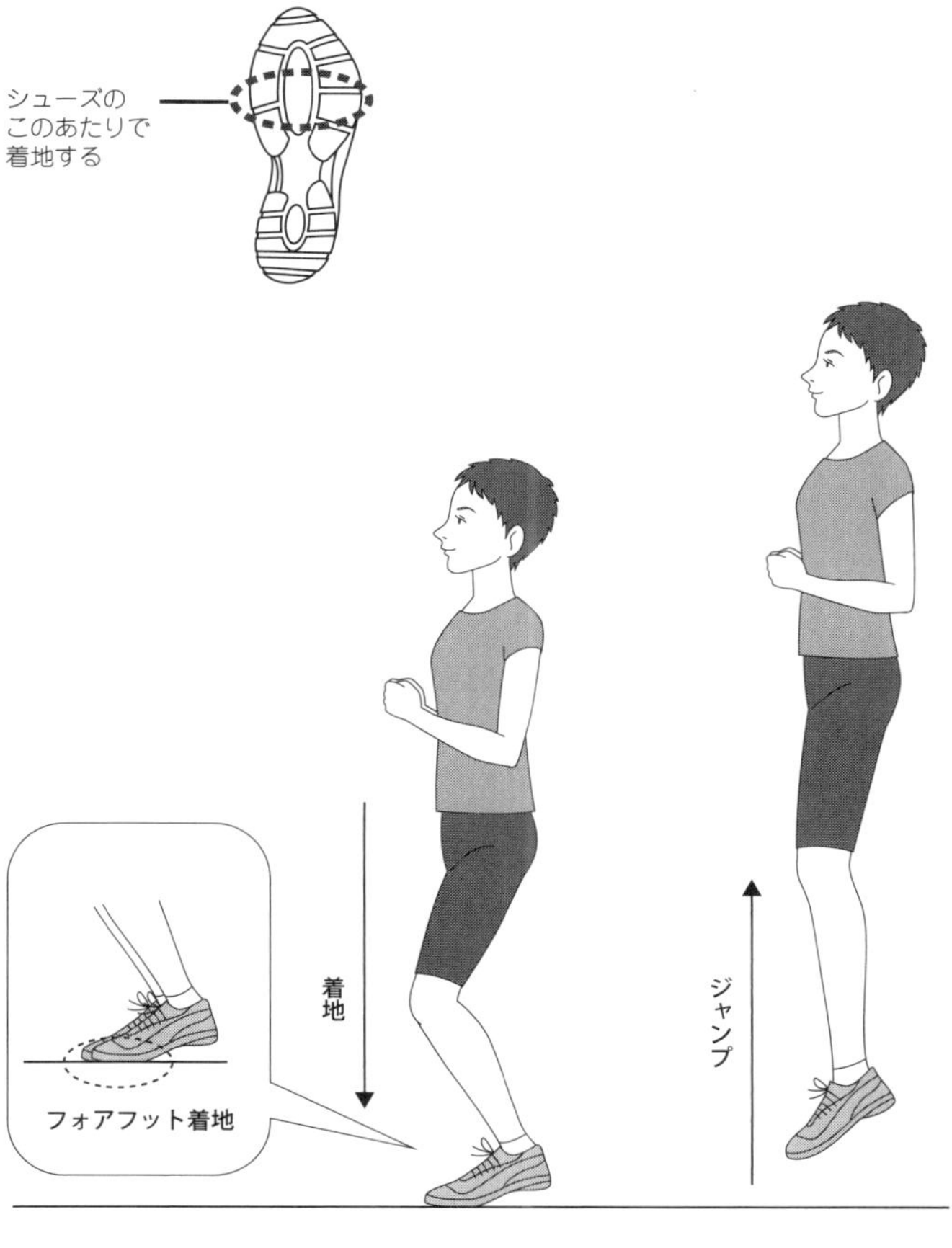


まず自分のフォアフットがどこなのか、感覚を確認。

吸を意識する人はいないでしょう。

また、ＳＪでは特に腕を振る必要もありません。

腕を脇に添えて、手は軽く握る感じで、肩の力を抜いて前後に軽く揺する程度。腕を振るというよりはリズムをとるくらいの感覚でいいでしょう。

## 1分間ジョグ＆30秒ウォーク

最初は、一日1分、または10分程度、次に一日30分を習慣づけたら、一日1時間を目標にしてみましょう。

初めてで自信がないという方には、「1分間ジョグ＆30秒ウォーク」をお勧めします。

やり方はとても簡単。1分間ＳＪで走った後、少しだけ早歩きのペースで30秒間歩く、というもの。このセットを小分けで40回、一日トータルで1時間行うのです。

かなりの高齢の方でもわずか1分間のＳＪなら続けることができます。

1分間走って少々疲れたとしても、その後に30秒間歩くことで体は回復し、また走る意欲が湧いてきます。

巻末でご紹介しますが、ＳＪのサポートＣＤやプレイボタンという缶バッジ式の音源が販

## 図18　最初は、1分間ジョグ＆30秒ウォークのセットで！

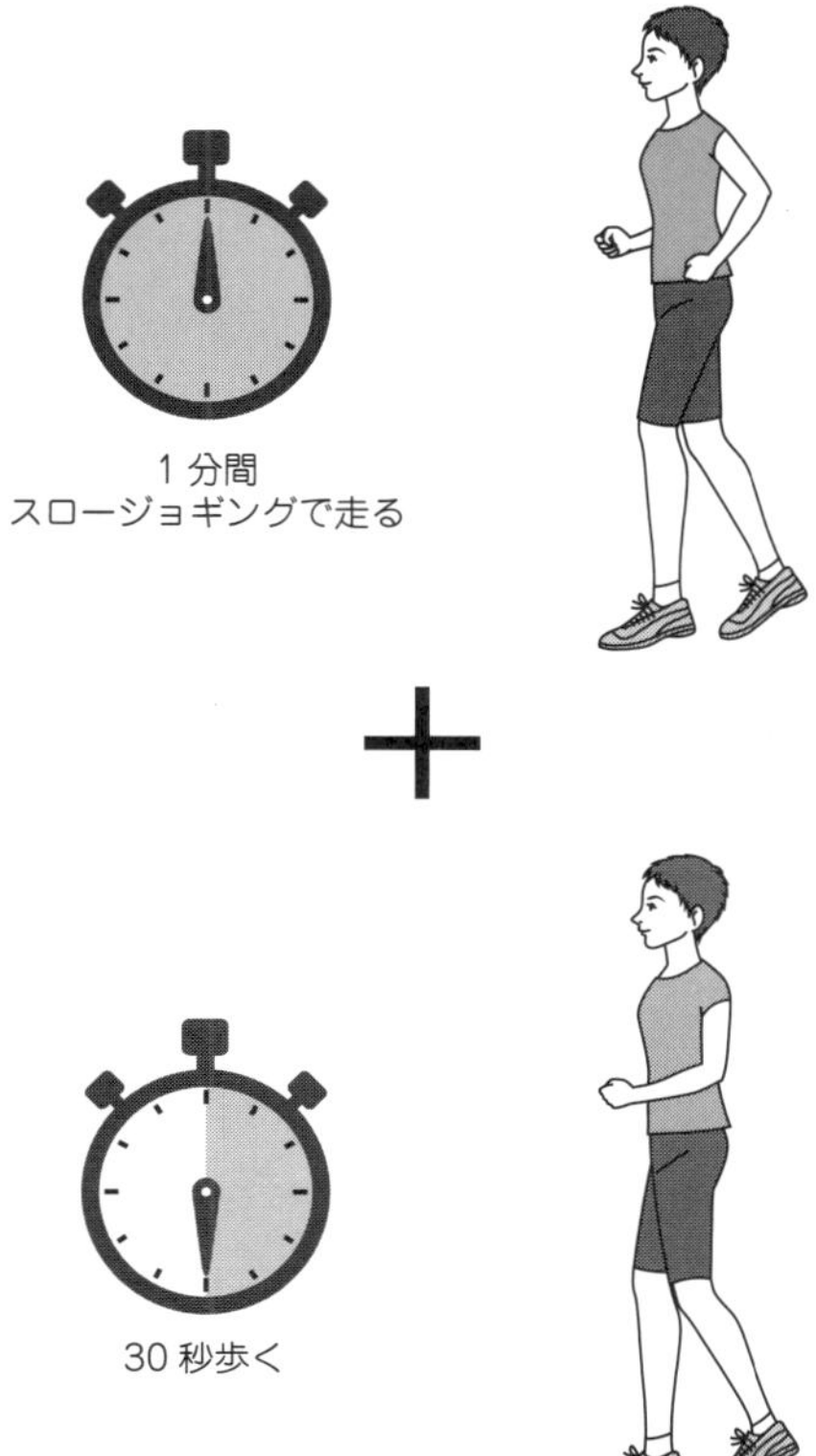


連続ではなく小分けでも OK。40 回で 60 分の運動になる。
一日トータル 1 時間のジョグ＆ウォークを目指す。

売されています。これなら1分間ジョグ&30秒ウォークの切り替えがわかるのでとても便利。前に終わったところから聴いてまた走るというやり方でトータル1時間になるわけです。いちいち時計を睨《にら》む必要がないので、便利で取り組みやすい方法といえるでしょう。

## 部屋の中でもできる

SJは、毎日続けるに越したことはありませんが、雨や雪、盛暑、極寒などの気象条件や、外で走る時間がない日もあります。

近所にジムなどがあれば、SJに相当する有酸素運動はエアロバイク(自転車型のフィットネス器具)やランニングマシンで行えますが、自宅にマシンがある人は少ないでしょう。でも大丈夫。自宅やオフィスなどのちょっとしたスペースを利用してのSJに相当する運動がいくつかあるのでご紹介していきましょう。

どれも、テレビを観ながら行えるトレーニングです。

### ❶ステップ運動

まずは踏み台昇降とも呼ばれる「ステップ運動」です(69ページ図19)。これは体力に応じて高さ10㎝～20㎝ほどの台を、昇り降りするというとてもシンプルな運動です。台の昇り降りでＳＪ同様に太ももの前面、お尻の筋肉を使います。また、走るのと同じくらい心肺機能を高める効果もあるトレーニングなのです。

自宅の階段などで行うのもいいですが、できればリハビリやフィットネス専用のステップ台で行うのが理想的。ステップ台はネット通販やスポーツ用品店、ホームセンターで手に入ります。また、日本スロージョギング協会のホームページ（１８３ページ）からもご購入いただけます。

右足から上がったら右足から降り、次は左足から上がり左足から降りる、というように交互に繰り返します。

速さは４秒に１回の昇り降りが目安。約10～30分かけて行います。

テンポがわからない場合、スマートフォンの無料アプリなどで提供されているメトロノーム機能をダウンロードしてみましょう。

１分間40～１２０ビート。ご自身の体力に合う運動強度に相当するビートを見つけて、行ってみましょう。

［高さ20㎝の場合の運動強度］
60ビート／分で4メッツ
80ビート／分で5メッツ
100ビート／分で6メッツ
120ビート／分で7メッツ

テレビを観ながら行えば、無理なく10分はクリアできます。

ステップ運動をすれば、持久力と筋力の向上が期待できます。

福岡大学スポーツ科学部の研究では、平均年齢74歳のボランティアの方々に協力してもらい、ステップ運動をしたグループと、何も運動をしなかったグループに分けて、12週間トレーニングをしてもらいました。

トレーニング・グループは、週1回の教室に来てもらって30〜60分運動し、あとは家で各自行ってもらったものです。

家で行う場合は、朝昼晩の食事の前に10分間行うことをオススメしました。

結果は、トレーニング・グループでは、乳酸閾値が明らかに上昇しました。乳酸閾値が上

## 図19　❶ステップ運動（10～30分間行う）

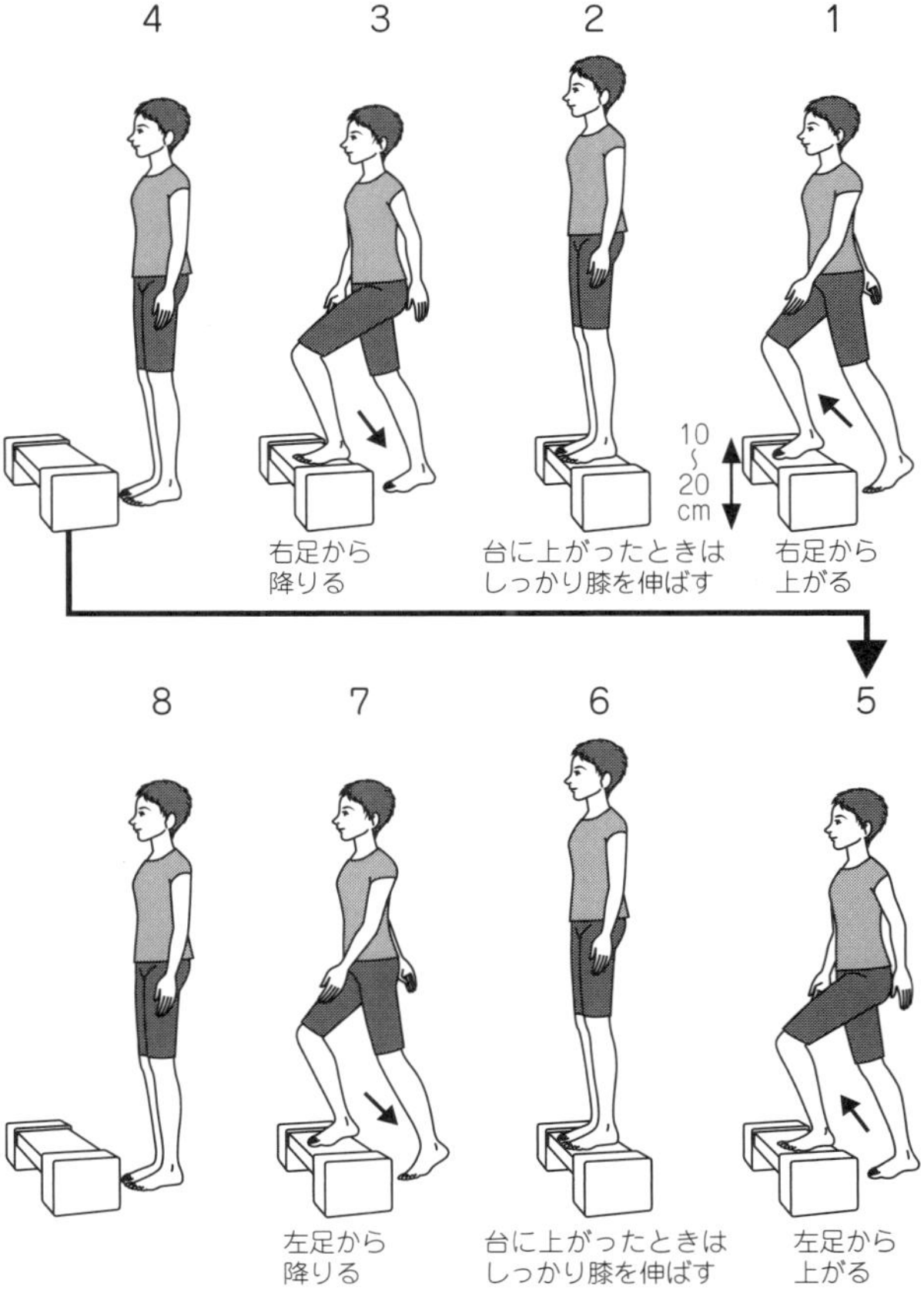


昇降する台の高さや、１分間に行う回数によって運動強度は変えられる。

がったというのは、最大酸素摂取量が上昇、乳酸を蓄積することなく運動できる強度が上昇したということになります。

また、それだけでなく、膝の痛みを訴えていた人の87％で痛みが軽減したという報告もありました。

ステップ運動では、台の上で太ももの前面と後面の筋肉が同時に収縮し、膝を固定します。このような筋収縮で関節を保護する筋肉の筋力が高まったために、膝の痛みの軽減につながったと考えられています。

### ❷スロージョギング＆ターン

もう1つオススメのトレーニングが「スロージョギング＆ターン」です。

これもごくシンプルで、室内で行います。基本パターンはこちらです（図20）。

- **片道6歩、3歩でターンが目安**
- **8の字を描くように繰り返す**
- **室内で1・3～2・6mの間隔を取り、1分間に20回ターン**

## 図20　❷スロージョギング&ターン

1分間に20回ターンする。
向きを左右変えてもいい。

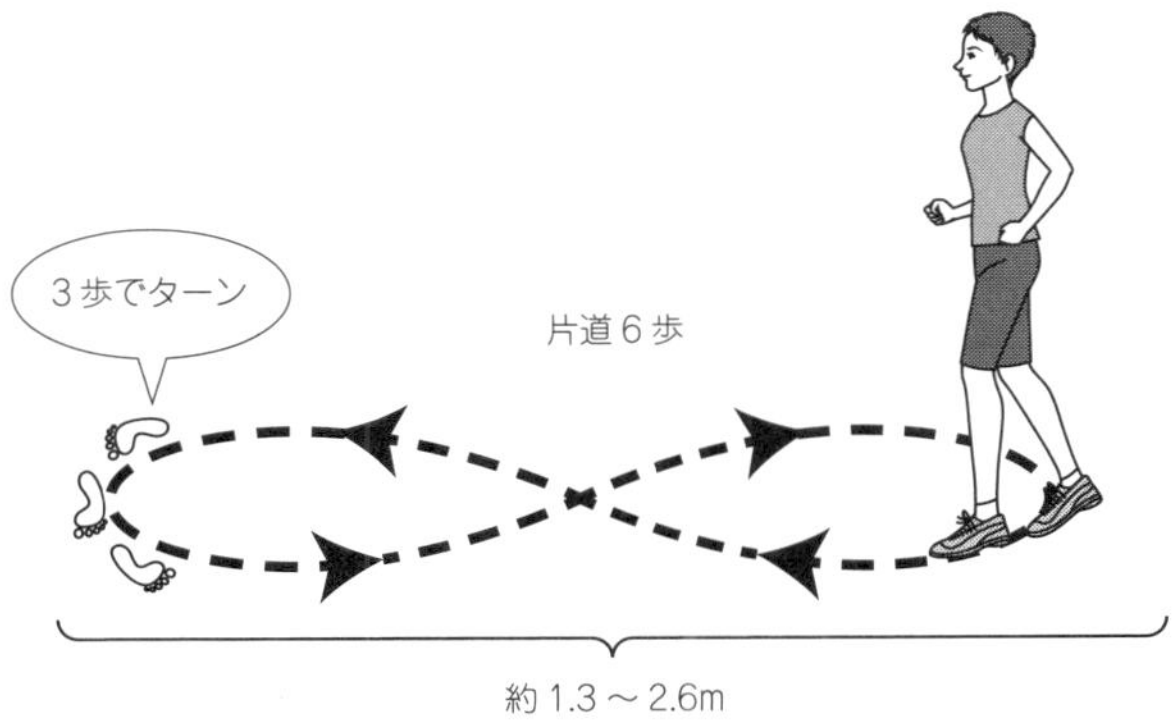


足腰を痛めている場合には、ウォーキングとターンの組み合わせでもよい。

じつは、スロージョギング&ターンは、たった1・3mを1分間に20回ターンするだけなのに、運動強度はスロージョギング時速4km分に相当するのです（73ページ図21）。

理由は、ターン時にスピードの減速と加速がありますので、実は長い距離をまっすぐ走り続けるだけよりも、余計にエネルギーを消費します。

このスロージョギング&ターンの研究・開発に携わった畑本《はたもと》陽一《よういち》さん（元福岡大学スポーツ科学部博士課程、現・国立健康・栄養研究所研究員）に話を聞いてみました。

「僕はサッカーをやっているのですが、ビデオでサッカー選手たちを撮影していて、トッププレイヤーがどれくらいの距離を走って、どれだけのカロリーを消費しているかに興味を持ったんですね。ところが、ビデオで見てみると移動距離だけだとそれほど消費カロリーは多くない。でも、ものすごく消耗していますよね。それで彼らの動作の中で最も多いのが『ターン』だと気づいたんです」

それで畑本さんは、自分で時速3㎞のスピード（片道2・6m）でターンを繰り返してみると、ターンは一瞬なのに、負荷が大きいことがわかったのです。畑本さんはスロージョギング&ターンでどれだけ酸素を消費するか実験を繰り返してみました。

「時速3㎞の速度でターンをすると時速6㎞のスロージョギングとほぼ同じ強度だとわかったのです」

時速3㎞の速度だったら高齢の方でも取り組める強度といえます。

1・3〜2・6mの間隔で1分間に20回ターンを行います。図21の「スロージョギング&ターン」の項目をご覧ください。2mの間隔（時速2・5㎞）で行えば、およそ時速5㎞のSJに相当し、運動強度は6メッツになります。2・6mの間隔（時速3㎞）なら時速6㎞のSJと同等で7メッツですね。

## 図21 スロージョギング&ターンはエネルギー消費量を増やす（種目別の運動強度）

| メッツ（運動強度） | ウォーキング | スロージョギング | ステップ運動（20cm台） | スロージョギング&ターン※ |
|---|---|---|---|---|
| 3 | 4km/h | 2km/h | 10回/分 | |
| 4 | 5km/h | 3km/h | 15回/分 | |
| 5 | 6km/h | 4km/h | 20回/分 | 1.3m |
| 6 | | 5km/h | 25回/分 | 2m |
| 7 | | 6km/h | 30回/分 | 2.6m |

※1分間に20回ターンをするにあたって1回の片道の幅。
出典：Araki, Hatamoto et al. J Nov Physiother 2017, 7:4より改変

面白いことに、ウォーキングでもターンを加えると負荷がかかります。足腰を痛めた時などは、衝撃の少ない「ウォーキング&ターン」をやれば、いいトレーニングになるでしょう。

### 自分のニコニコペースを知る方法

この章の最後に、自分の「ニコニコペース（スロージョギングのペース）」を知る方法をお伝えしましょう。

初心者であれば心拍数から見ることもできます。

まず、主観的運動強度（48ページ図13）が10〜12（楽である）になるようなペースで3〜4分間走り、心拍数を確認します。

心拍数の測り方は、親指の下あたりを3本の指で軽く押さえて脈を探します。

その時の1分間の心拍数は、

［138－(年齢÷2)］

に近い数字になるはずです。50歳ならば113、60歳なら108ですからランニングに親しんでいる人からみれば、かなり低い心拍数になります。

それより低い場合は、少しスピードを上げて再測定してみてください。

［138－(年齢÷2)］を目指して走ったのに、主観的運動強度が13（ややきつい）を超えてしまう場合は、

［128－(年齢÷2)］

を目標にしましょう。

逆に［138－(年齢÷2)］になる速度で走っても主観的運動強度が9以下（かなり楽である～非常に楽である）の場合は、

［148－(年齢÷2)］

を目指して走ります。

スロージョギングを続けていくと、同じスピードで走った場合に心拍数が低くなってくるので、運動効果の判定にも使うことができます。

トレーニングによって体力が向上することを「トレーニング適応」と呼びます。車でいうとエンジン性能が上がっていくのと同じ感覚ですね。

ジムなどランニングマシンが身近にある人は、１ヵ月に１度、マシンでニコニコペースと思われるスピードで４分間、それより時速を１㎞上げて４分間、さらに１㎞上げて４分間走り、それぞれのスピードでのランニング終了直後の心拍数を記録しておくようにしましょう。

こうして運動しながら、いつでも自分の「ニコニコペース」が今どのくらいかを知っておけば、いつかマラソンにチャレンジしたいと思った時、５㎞マラソン、10㎞マラソン、ハーフマラソン、そしてフルマラソンに挑戦した場合の目標タイムも想定できるはずです。

## コラム① SJを実践されている天皇皇后両陛下に出会えました！

２０１５年10月20日、皇后陛下のお誕生日に、天皇陛下と皇后陛下がスロージョギングをなさっておられるお姿がニュースに流れました。そのニュースの内容は、皇居・御所の庭でSJをされる両陛下の写真に次のような記事が添えられていました。

［宮内庁幹部によると、両陛下は毎朝午前6時半から20〜30分、皇居・御所の庭約1㎞を散策している。その途中の約３００ｍでは、健康維持の運動として軽めのジョギングを取り入れており、映像ではお二人が規則正しく腕を振ってジョギングする姿が紹介されている。隣の人と話ができるくらいの速度で走るジョギングは「スロージョギング」として人気が広っており、各地で指導教室などが開かれている」

このニュースには、田中教授はじめ、私たちもとても驚き、喜んだものです。

それから3年後、「市川ＮＨＫ学園カルチャースクール」のスロージョギングＣｌｕｂのみなさんと皇居を走っていたところ、偶然、天皇皇后両陛下が皇居にお帰りになるところに遭遇しました。これもきっと田中教授が引き合わせてくださったに違いない！　と、みんなで大喜び！

スロージョギングをしているとこんないいこともあるのですね。

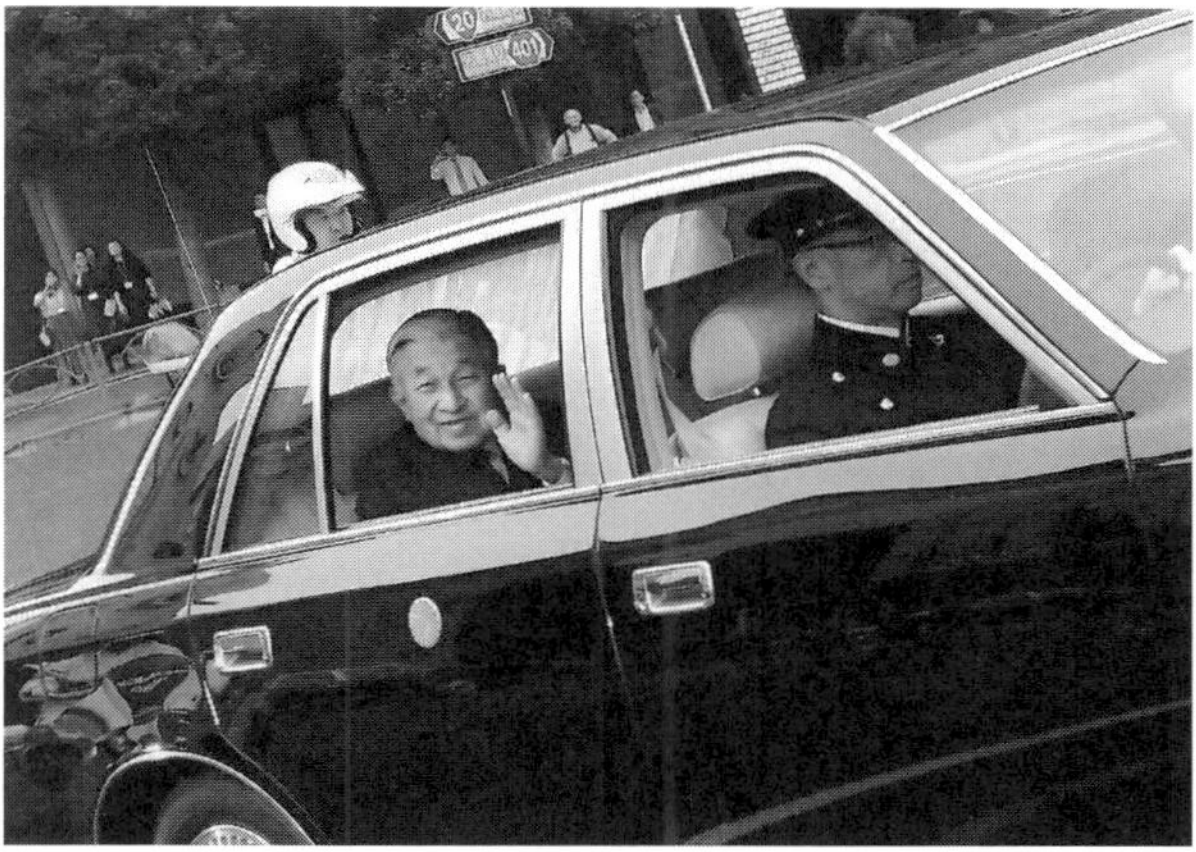

皇居の手前で私たちに手を振ってくださった天皇陛下

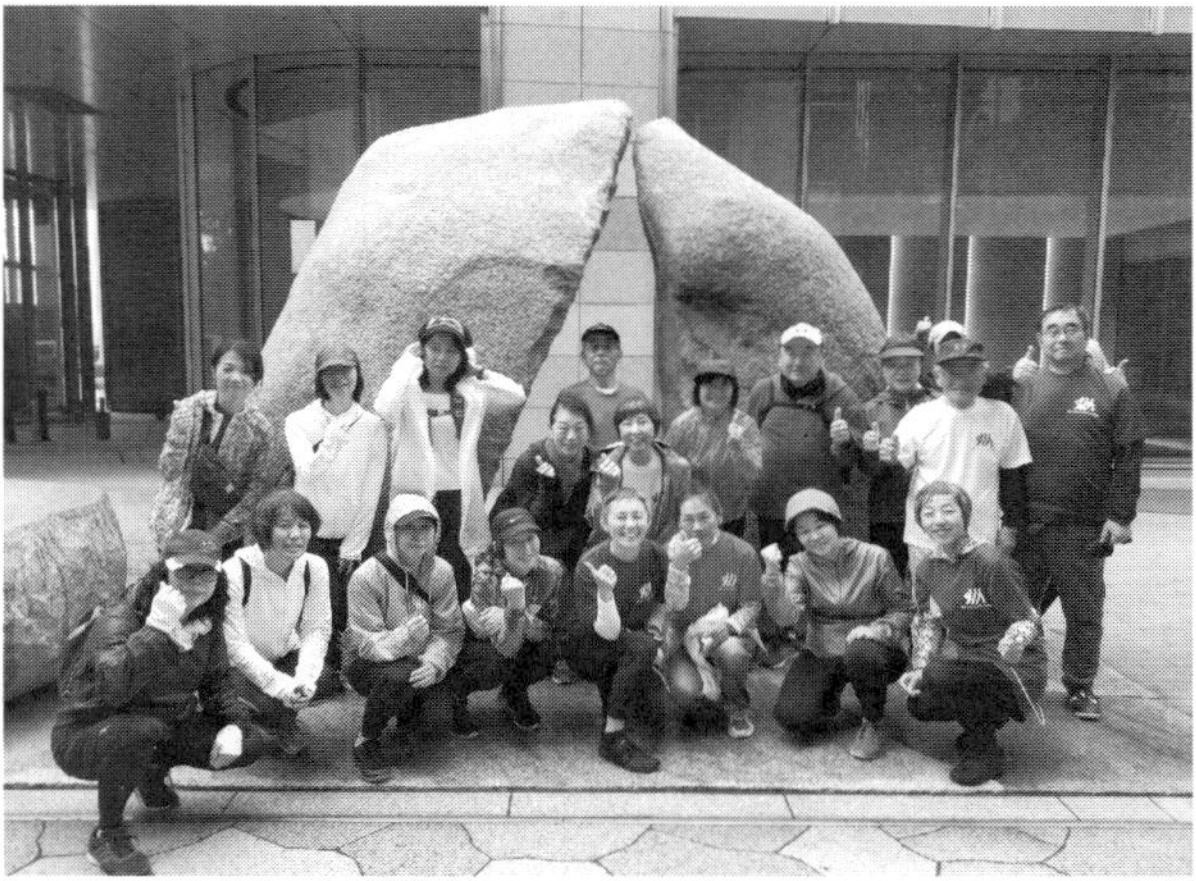

皇居ランを終えて記念撮影

# 第3章　驚きのダイエット効果

## まちがいだらけのダイエット

ダイエットのブームは衰えることを知りません。次から次へとさまざまなダイエット法が登場し話題を集めています。

特に容姿を気にする女性にとって、ダイエットは誰しも関心のあることでしょう。かくいう私にもダイエットの経験があります。

そもそも以前の私は、自分の体が嫌いでした。脚がもっと細ければいいのに、もっとウエストがくびれていればいいのに……などと、自分の体にまったくいいところが見つけられず、いつもブカブカの服を着ているような女子でした。

さらに大学時代、毎晩の飲み会がたたって、体重が60kgを超えそうになってしまったことがあります。

「さすがにこれはマズイ！」と思ってダイエットしたのですが、極端なダイエットだったために、体調を崩し生理が止まったこともありました。

それでも、福岡大学の研究室でニコニコペースの運動指導などに取り組んでいくなかで、だんだんと自然な体形を維持できるようになったのです。

ダイエットは、やり方を間違うと命の危険にまで及ぶこともあります。そして、無理なダイエットであればあるほどリバウンドの可能性が高くなってしまいます。

**筋トレだけでは体重は減らない**

最近よく見かけるのが「筋トレでダイエット」という広告です。

まず最初に理解していただきたいのは、「筋トレによって肥満解消になるということはあり得ない」ということ。筋トレによるエネルギー消費量はごくわずか。とても体重を減らすほどではありません。

筋トレをしても脂肪は減らない、という事実にちゃんと気づくべきなのです。

47ページ図12でご紹介した運動の強さを表す国際的な単位「メッツ」。

これは、運動時のエネルギー消費量が安静時のエネルギー消費量の何倍になるかという単位です。

例えば、3メッツは安静時（1メッツ）の3倍のエネルギー消費量になります。

3メッツから6メッツを中等度強度運動、7メッツ以上を高強度運動としています。

歩行程度のスロージョギング（ＳＪ）は、４〜６メッツに相当し、筋トレは６メッツで同じ強度。

１時間の消費カロリーを比較した場合、例えば体重60kgの人が10分筋トレをした場合、消費カロリーは60kcal。１時間やれば３６０kcal消費します。しかし、筋トレを1時間続けるのはきつい上に、体を壊しかねません。そういう理由から、筋トレでダイエットするには厳しい食事制限がプラスされるのです。

一方、ＳＪを1時間行った場合は、３６０kcal消費します。

どちらが効率よく安全にカロリー消費する運動になるか一目瞭然ですよね。

確かに、筋トレと同時に厳しい糖質制限をすればダイエットの効果はあるでしょう。でも、味気ないメニューだけを食べ続ける毎日で、果たしてヒトはずっと楽しく生きていけるものでしょうか。

１３８ページの体験談でご登場いただく駒坂《こまさか》滋郎《じろう》さん（58歳）は、プロテインとコンニャク麺だけの食事に音を上げて断念しリバウンド。その4年後にＳＪにチャレンジし減量に成功しました。急激に痩せるとわかっていても、悲しい食事では長く続けられるはずもありません。美味しい料理が大好きな私にもとても耐えられない。量は多くなくても、体がよろこぶ食事を摂りたい。

もっとも恐ろしいのは、食事制限に耐えきれずについ大食いをしてしまうことによるリバウンドです。

そのリバウンドから「ダイエット成功」の状態に戻すには、再び一から始めなければなりません。

では、苦労しないで簡単にダイエットできる方法はあるのでしょうか――。

カロリーをしっかりと消費できて筋肉を鍛える効果もあり、しかも厳しい食事制限も必要とせずに大きなダイエット効果が得られるトレーニング。できれば苦しい思いをしなくて、気持ちよく長く続けられるほうがいい。

あります。それがスロージョギングなのです。

## カロリー消費もウォーキングの倍

前に解説したようにＳＪは、ウォーキングと同じスピードでありながら、約２倍の運動量であるため、ウォーキングよりもはるかに効率的なダイエット運動といえるもの。

## 図22　ランニングと比べて ウォーキングのエネルギー消費は緩やか。ダイエット目的なら非効率

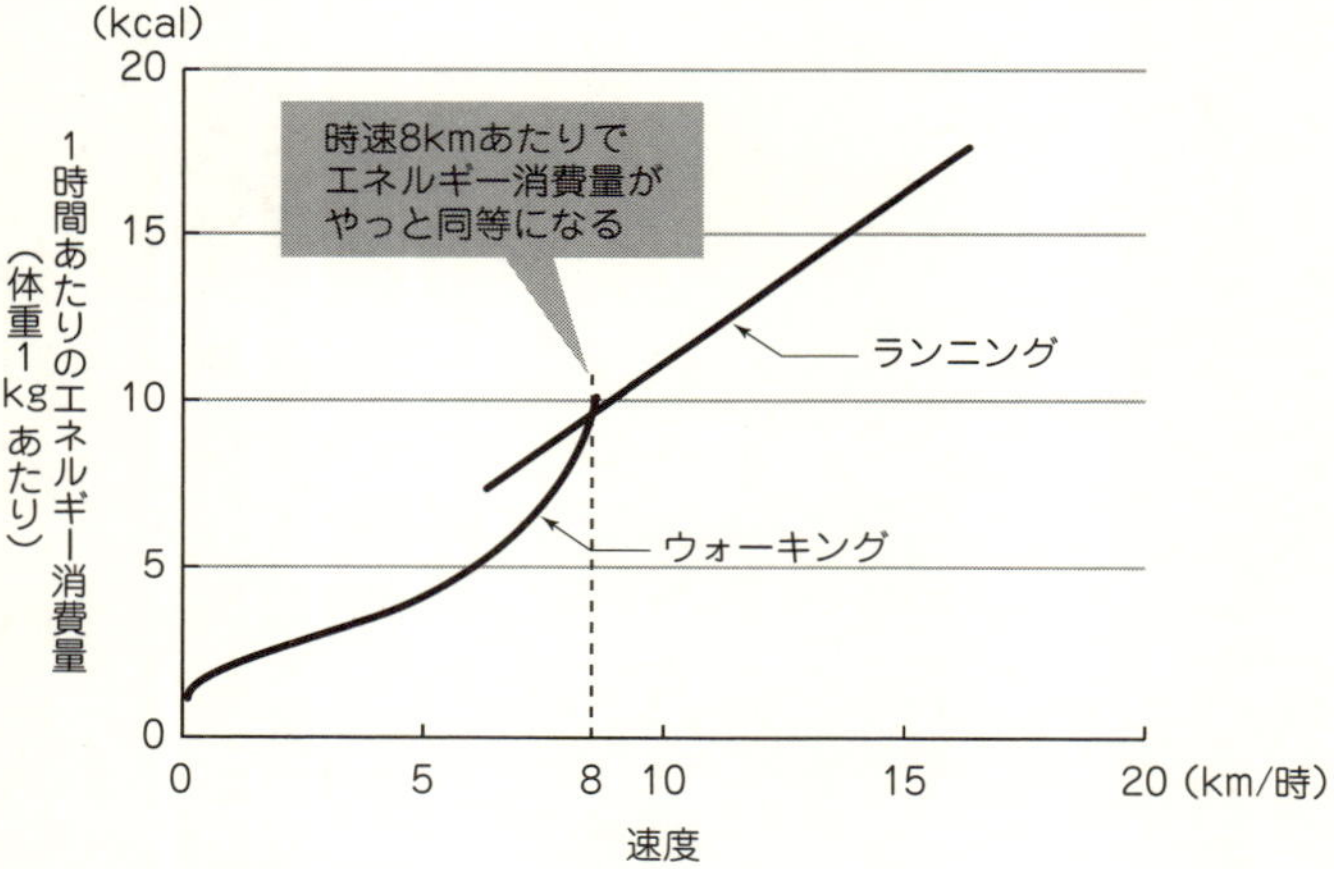


出典：Margaria, 1938より改変

図22は、1938年にイタリアの生理学者R・マルガリア博士が報告した有名なデータです。

運動1時間あたりのエネルギー消費量を見てみると、ウォーキングの場合、時速5㎞まではスピードに応じて緩やかに上昇しますが、それを超えるとエネルギー消費量が急増して、速度的にも速すぎて、もはやウォーキングではなくなります。

一方、ランニングの場合は、速度に応じて一定の割合でエネルギー消費量が増えてくるので、時速8㎞を超えて速くなればなるほど

# 図23　1kmの移動距離でのエネルギー消費量の比較

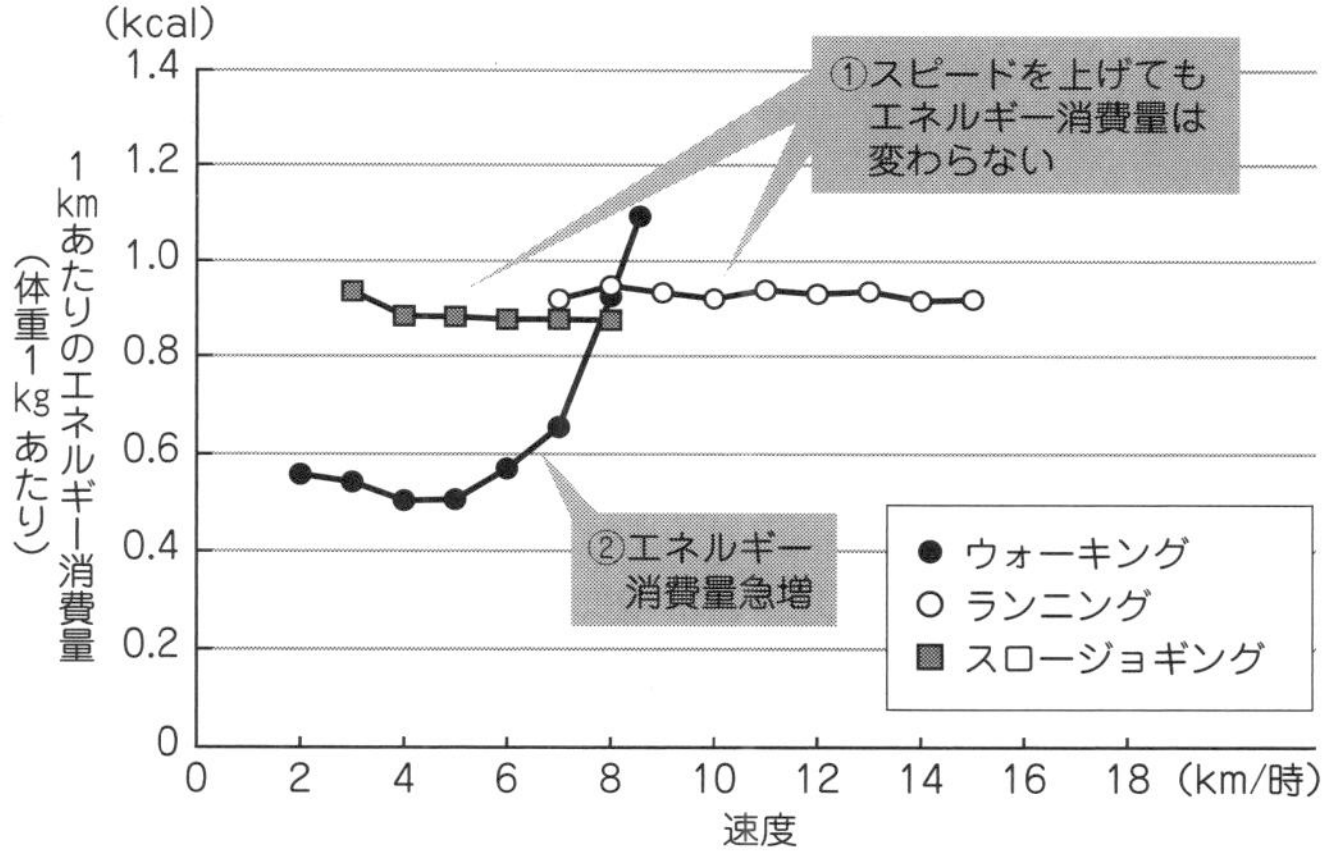


出典：北嶋康雄 他『ランニング学研究』25(1): 19-27, 2014より改変

ランニングのエネルギー消費効率は良くなっていくのです。

次に、移動距離1kmあたりのエネルギー消費量を比較してみましょう。

まず図23のランニングとスロージョギングをご覧ください。どんなにゆっくり走っても、速く走っても、エネルギー消費量はほぼ同じです。どうしても速く走らないと効果が出ないと思われがちなのですが、ゆっくり走っても同じ運動量なのです。

次に、ウォーキングを見てみる

と、スロージョギングと比べると、同じ速度なのに、エネルギー消費量は約半分です。減量目的の運動なら、ウォーキングは非効率といえます。

ランニングとスロージョギングは、移動距離1kmあたりのエネルギー消費量は体重1kgにつきおよそ1kcalで、これはどんなに速くなっても変わりません（前ページ図23－①）。一方の時速3～5kmのウォーキングでは、体重1kgあたり0・5～0・6kcalを消費。時速6～7kmあたりからエネルギー消費量が急増していきます（前ページ図23－②）。

つまり、ウォーキングでは体重50kgの人が10km移動すると250kcalの消費になりますが、スロージョギングなら10km移動すると500kcalの消費になるわけなのです。

ちなみに体重60kgの人ならウォーキングで10km移動すると300kcalの消費、スロージョギングなら600kcalの消費となります。

**消費エネルギー比較（体重60kgの人が10km移動）**

| | |
|---|---|
| ウォーキング | ３００kcal |
| スロージョギング | ６００kcal |

ここで覚えておきたいのが
「体重１kgあたりのエネルギー消費量はおよそ１kcal」
ということで、体重が重い人ほど同じ運動量でも消費するカロリーが大きいのです。

## ウォーキングは非効率

「肥満解消には一日１時間程度の運動が必要で、３００kcalを運動で消費するべきである」

——これは国際肥満学会で示された指針です。

標準体重に戻すためにはハードな運動が必要、と思っている人は本当に多いのです。

ストイックに汗を流さなければ痩せない——。

いやいやこれも大きな誤解に過ぎません。だいたい脂肪が汗になって流れ落ちるなんてことはまったくあり得ません。

一方のスロージョギングは極めて楽な運動でありながら、これを取り入れた生活を送れば確実に肥満は解消できるのです。

それならウォーキングでもいいのではないか、という声もあるでしょう。

ところが前にも述べたようにウォーキングでは効率が悪いのです。

同じ速さ、同じ時間をかけるのならＳＪのほうが圧倒的に有利といえます。

福岡大学スポーツ科学部が指導していたＳＪを取り入れたモニター企業の社員たちや、市民カレッジの生徒たちも、数ヵ月で確実に減量効果が現れています。しかも、ほとんどの場合、楽しみながら走っているうちに、いつの間にか減量していたというケースでした。

また、福岡大学スポーツ科学部ではこんな研究も行いました。

メタボリックシンドロームと診断された人たち60人を集めて、一日1時間の運動を週5回（週に３００分）以上取り入れてもらい、体重の変化を観察したのです。

すると、３ヵ月後には平均で３kgの減量効果が見られました。食事のコントロールは一切行わずにこの結果が得られたのです。

## ＳＪで１kg減量は何日かかるか

運動強度の単位であるメッツを使うと消費カロリーが計算できます。

「メッツ」に体重をかけるだけですからとても簡単です。

例えば、体重60kgの人が5メッツの運動を1時間すると、（5メッツ×60kg）で３００kcal

を消費します。ただし、安静にしていても基礎代謝があるので体重60kgの人なら1時間で約60kcal消費。その基礎代謝を1メッツとした場合、

**（メッツ強度－1メッツ）×体重＝消費カロリー**

この計算式でエネルギー消費量（消費カロリー）がたやすく推定できます。

体重60kgの人が、体脂肪を1kg減らすためには、7000kcalのエネルギー消費が必要となります。5メッツマイナス1メッツの運動（4メッツ×60kg）を週に6日続ければトータルで1440kcalを消費することになります。

つまり、30日で7200kcal、体脂肪1kgを減少させることが可能なのです。これまでとまったく同じ食事習慣のままでも、一日1時間のSJで減量は確実に実現できるのです。

**体重60kgの人が1kg減量するためにかかる日数**
**1kg減らすには7000kcalのエネルギー消費が必要**
**一日1時間のSJでマイナス240kcalなら30日**

もし、一日1時間のＳＪが難しくて30分間だったとしても、60日間あれば1kgの減量は可能になります。

## 1分の積み重ねでもＯＫ

日本肥満学会は、肥満が社会問題になり始めた１９８０年代に設立されました。肥満やメタボリックシンドロームの診断基準を作っているのはこの学会なのです。

日本肥満学会が提唱しているのが「サンサン運動」と呼ばれるもの。

これは、食生活の改善と運動によって、とりあえず３kgの減量とウエスト回りを３cm減らしましょう、という提案です。

メタボと診断されている人は、男性では2人に1人、女性では5人に1人と言われています。現在のところ、ひとまず健康を保っていても、このままいけば何らかの深刻な病気にかかってしまうリスクを持った人がこれだけいるのです。この「サンサン」が実現すれば、さまざまな病気のリスクを減らせることがわかっています。

さらに、ＳＪを始めて体が走ることに慣れてくると、走る時間をどんどん伸ばしていくことができます。

最初は、一日1分の積み重ねで10分でもかまいません。次に慣れてきたら30分、最終目標は一日でトータル1時間のSJを習慣にすること。

「1時間なんてとても無理！ 10分も厳しいかも」と思った方もいらっしゃるでしょう。仕事が忙しくて無理、家事や子育てで忙しいしそんな時間とても作れない……。ところがSJならば大丈夫。一日のうちでたとえ1分間でも少しずつ時間を見つけて走って、小分けのトータルで1時間になればいいのです。

これも田中教授らの研究で実証されています。

朝夕の通勤で15分＋15分、または犬の散歩や買い物で15分＋15分、それに夜30分でもいいでしょうし、朝30分のSJ、あとは家の中でテレビを観ながらステップ運動、またはスロージョギング＆ターンでトータル30分にすればいいのです。

まずは、週5日以上一日1時間のSJ生活を3ヵ月続ければ、確実に3kg減量できます。

## もっと減量したいなら

さらに確実な減量を目指すならば、食事にも気をつける必要があります。とはいえ、ここでお勧めするのは空腹感と闘うような極端な食事制限ではありません。たとえば60kgの人が3ヵ月で5kgの減量を目標とするとしましょう。

前に述べたように、60kgの人が1kgの体脂肪を減らすには、7000kcalをマイナスにしなければなりません。5kgならば3万5000kcalのマイナスが必要です。仮に5kgを3ヵ月で減らすなら、一日400kcal弱のエネルギー収支をマイナスにすればいいということになります。「スロージョギングで運動量を増やし、食事量を減らす」ことを半々で行えばさほど無理なく実現できる目標です。

一日合計400kcalの半分の200kcalを運動で、200kcalを食事でという感じです。

**体重60kgの人が3ヵ月で5kg減量するには?**
**スロージョギングを一日1時間弱→200kcal消費**
**朝食・昼食の主食(パンやご飯)を半分に→マイナス200kcal**

スロージョギングをすると速度に関係なく、体重1kgあたり1kmの移動で、ほぼ1kcalの消費ですから、仮に体重60kgの人が時速4kmのスロージョギング（5メッツ、73ページ図21）をすると考えれば、1時間あたりの消費カロリーは（5－1）×60＝240kcalとなります。

これで目標の200kcalはクリア。あとは食事で200kcal減らせばいいだけ。

細かくカロリー計算してもいいのですが、大雑把に朝と昼の主食の量を半分に減らすだけでもいいでしょう。

朝食のパンやご飯を半分に、おかずは全部食べても構いません。夕食は好きなものを「食べ過ぎないように」心がけて食べれば大丈夫です。

運動にしても食事にしても無理をしては長続きしません。

一日のエネルギー摂取量が1400kcal以下になると、脂肪だけでなく筋肉まで落ちてしまいます。また、ビタミンやミネラルは食事の量に比例するため、極端に食事を減らすと栄養不足に陥ることもあります。たんぱく質、ビタミン、ミネラルをきちんと摂りながら行うようにしましょう。

大人が一日に摂るエネルギーは、だいたい1500～3000kcal。

もちろん男女差や活動量、体重によって異なります。

## 47名が実施、驚きの結果が出た！

福岡大学スポーツ科学部では、２０１３年の1月からの3ヵ月間、会社員のみなさんに協力してもらい、「スロージョギング・ダイエット」を実施しました。

これは、総合設備業の九電工東京本社とスポーツ普及活動団体のスポコレのメンバーからランニングモニターを募り、「1分間ジョグ&30秒ウォーク」（64ページ）を一日（約40セット）約1時間、そして食事制限を組み合わせたプログラムを行ってもらうという取り組みでした。

前述したように、スロージョギングは1分間で１８０ＢＰＭ（Beats Per Minute）が基本。これは音楽で言えばリズムの速さ、ピッチのことですが、スロージョギングでは1分間に繰り出す歩数に当たります。

モニターのみなさんには、「１８０ＢＰＭ」のテンポで流れる曲が1分、「１２２ＢＰＭ」のウォーキングのテンポ（1分間で１２２歩）で流れる曲が30秒、これが1セット90秒として繰り返され合計40セット（1時間）になるＣＤを制作してお渡ししたのです（巻末でご紹介）。

## 図24 スロージョギング・ダイエット実践者のデータ

＊体格指数、25 以上は肥満

| 体験者 | | | | 開始時 | | 3ヵ月後 | | |
|---|---|---|---|---|---|---|---|---|
| | | | 身長（cm） | 体重（kg） | BMI* | 体重（kg） | BMI* | 体重差 |
| K1 | 男 | 30代 | 162.4 | 82.0 | 31.1 | 75.0 | 28.4 | **－7.0** |
| K2 | 男 | 20代 | 167.8 | 79.4 | 28.2 | 78.1 | 27.7 | **－1.3** |
| K3 | 男 | 20代 | 178.0 | 87.0 | 27.5 | 84.3 | 26.6 | **－2.7** |
| K4 | 男 | 40代 | 170.0 | 76.1 | 26.3 | 73.5 | 25.4 | **－2.6** |
| K5 | 男 | 30代 | 170.0 | 74.0 | 25.6 | 72.8 | 25.2 | **－1.2** |
| K6 | 男 | 40代 | 176.3 | 78.1 | 25.1 | 75.0 | 24.1 | **－3.1** |
| K7 | 男 | 40代 | 175.7 | 75.5 | 24.5 | 72.7 | 23.5 | **－2.8** |
| K8 | 男 | 20代 | 178.2 | 78.0 | 24.6 | 73.6 | 23.2 | **－4.4** |
| K9 | 男 | 50代 | 176.6 | 72.0 | 23.1 | 67.6 | 21.7 | **－4.4** |
| K10 | 女 | 30代 | 154.7 | 51.0 | 21.3 | 49.0 | 20.5 | **－2.0** |
| S1 | 男 | 30代 | 183.0 | 101.2 | 30.2 | 96.3 | 28.8 | **－4.9** |
| S2 | 男 | 40代 | 163.0 | 78.8 | 29.7 | 75.3 | 28.3 | **－3.5** |
| S3 | 男 | 40代 | 177.0 | 87.0 | 27.8 | 84.5 | 27.0 | **－2.5** |
| S4 | 男 | 40代 | 174.0 | 75.7 | 25.0 | 73.8 | 24.4 | **－1.9** |
| S5 | 男 | 40代 | 171.0 | 70.5 | 24.1 | 67.2 | 23.0 | **－3.3** |
| S6 | 女 | 30代 | 162.0 | 61.1 | 23.3 | 58.0 | 22.1 | **－3.1** |
| S7 | 女 | 30代 | 159.5 | 56.3 | 22.1 | 53.1 | 20.9 | **－3.2** |
| S8 | 男 | 20代 | 171.0 | 63.2 | 21.6 | 61.0 | 20.9 | **－2.2** |
| S9 | 男 | 40代 | 179.0 | 68.8 | 21.5 | 63.8 | 19.9 | **－5.0** |
| S10 | 女 | 50代 | 165.0 | 55.6 | 20.4 | 53.5 | 19.7 | **－2.1** |

九電工（K）、スポコレ（S）から３ヵ月のスロージョギング・ダイエットに参加した人たちのデータの一部。ほとんどの人が１ヵ月ごとに確実に減量に成功。ヒアリングするのは月に１度。あとは本人まかせ。そんな状況でも、ジョグ＆ウォークで確実に結果は出せるという証拠となった。

参加したモニターのみなさんは、周囲から勧められてという人、メタボ体型を変えたかったという人、なんとなく面白そうだったからという人など、動機はさまざまでしたが、47名の方が参加されました。

結果は、かなりの確率でダイエットに成功。ちょうど歓送迎会の時期と重なってしまったのですが、3ヵ月で体重は平均3kg以上減量という結果でした（95ページ図24）。ほぼ毎日実行できた人の中には、7kgの減量に成功した方もいました。

福岡大学スポーツ科学部がモニターのみなさんにヒアリングするのは月に1度だけ。後は本人任せでしたが、こんな結果が普通に得られたのです。

# 第４章　体力もどんどんアップする理由

## 世界が認めた運動理論

「有酸素運動」とは、酸素を取り入れて体を動かし続けること。辞書的に説明すると、「脂肪や糖質を酸素によってエネルギーに変えながら行う、規則的な繰り返しのある比較的軽い運動のこと」となります。

一般的には、ジョギング、ウォーキング、水泳、エアロビックダンス、エアロバイクなどのことです。もちろんスロージョギングも有酸素運動に入ります。

ちなみに無酸素運動とは、脂肪や糖質を使わずに、筋グリコーゲンやATP（アデノシン三燐酸《さんりんさん》）を一気にエネルギーに変えて行う運動。

グリコーゲンは、分解されて疲労物質である乳酸になります。そのため発生するエネルギーは大きくても持続しません。短・中距離走、筋肉トレーニングなどの極めて激しい運動がこれに当たるでしょう。

では、どのくらいの運動が有酸素運動なのでしょうか？

これは、「最大酸素摂取量」を基準として数値化されます。「最大酸素摂取量」とは、人が体内に取り込むことのできる酸素の1分間あたりの最大量のことです。

この数値が高い人ほど多くの運動が可能になります。

「あの人は最大酸素摂取能力が高い＝スタミナがある」というような言い方をします。

その能力には、ばらつきがあるのですが、「自分のマックスの何％で運動すればいいですよ」という「オススメ」があります。

それがずいぶん長い間、世界的な基準の有酸素運動の定義では60〜80％でやるといい、と言われてきました。これは実際にやってみると、ものすごくきつい運動なのです。

ところが福岡大学スポーツ科学部での研究によって、「40〜50％でもいい」ということが証明されました。その40〜50％程度の運動強度を「ニコニコペース」と名付けて研究・実験をしてきました。

そして1992年、この「ニコニコペースの運動理論」は、世界高血圧連盟の治療指針においてQOL（クオリティ・オブ・ライフ＝生活の質）を損なわない望ましい運動として認められ、また93年にはアメリカの「高血圧予防、発見、診断、治療に関する米国合同委員会」の治療指針で唯一有効な運動として推奨され、世界から認められた理論となりました。

## 乳酸がたまらないから疲れない

「いくら健康にいい、体にいいと言われても、いまさら走るなんて――」

そう思われている方も少なくないかもしれません。

それはおそらく、「走る」ことに対するマイナスの固定観念があるからでしょう。学生時代の強制参加のマラソン大会、炎天下での厳しいクラブ活動、校則を破った罰としての長距離走……。思い出しただけでうんざりするような辛い体験が蘇ってくる人もいるでしょう。「負けるな」「根性」などという言葉とともに。

特に運動が苦手なタイプだったら、大人になってからは「走るなんて考えられない」と思い込んでいる人は多いようです。

ところが、走ることが苦しい、きついと思っている人は、実は楽に走れる方法を知らないだけなのです。

スロージョギング（SJ）は、学生時代の長距離走やランニングなどとはまったくの別物であることをまず理解してください。

なぜなら、走るといっても「笑顔が保てて、鼻歌が歌えて、おしゃべりができる」というペースだから。息も切れないうえに大量に汗をかくこともありません。

もちろん、取り組み始めたばかりの時は、多少太ももやふくらはぎが硬くなったり少々痛かったりするかもしれません。でも、だんだん慣れてきて数回目にはそれもなくなってきます。


そしてＳＪ最大の特徴は、まったく疲れないということ。

なぜ疲れないのでしょうか。

マラソンではよく「30㎞、35㎞の壁」があると言われます。

テレビで国際マラソン大会の中継などを観ていてもよく聞く言葉ですね。

それまでは快調なペースで走っていたのに、35㎞くらいの地点に差しかかると、ガクンとペースが落ちたり、それ以上走り続けることができなくなることを指すものです。

これはつまり自動車と同じ、ガス欠が起きた状態。

レースの序盤に飛ばしすぎることで、体を動かす直接のエネルギー源である糖質が不足し、それ以上走り続けられなくなってしまったのです。

この「30㎞、35㎞の壁」を越えていい記録を出すには、ただただきつい練習を重ねるしかない、などといわれたものでした。

**図25　4人のランナーによる フルマラソンのペース配分比較**

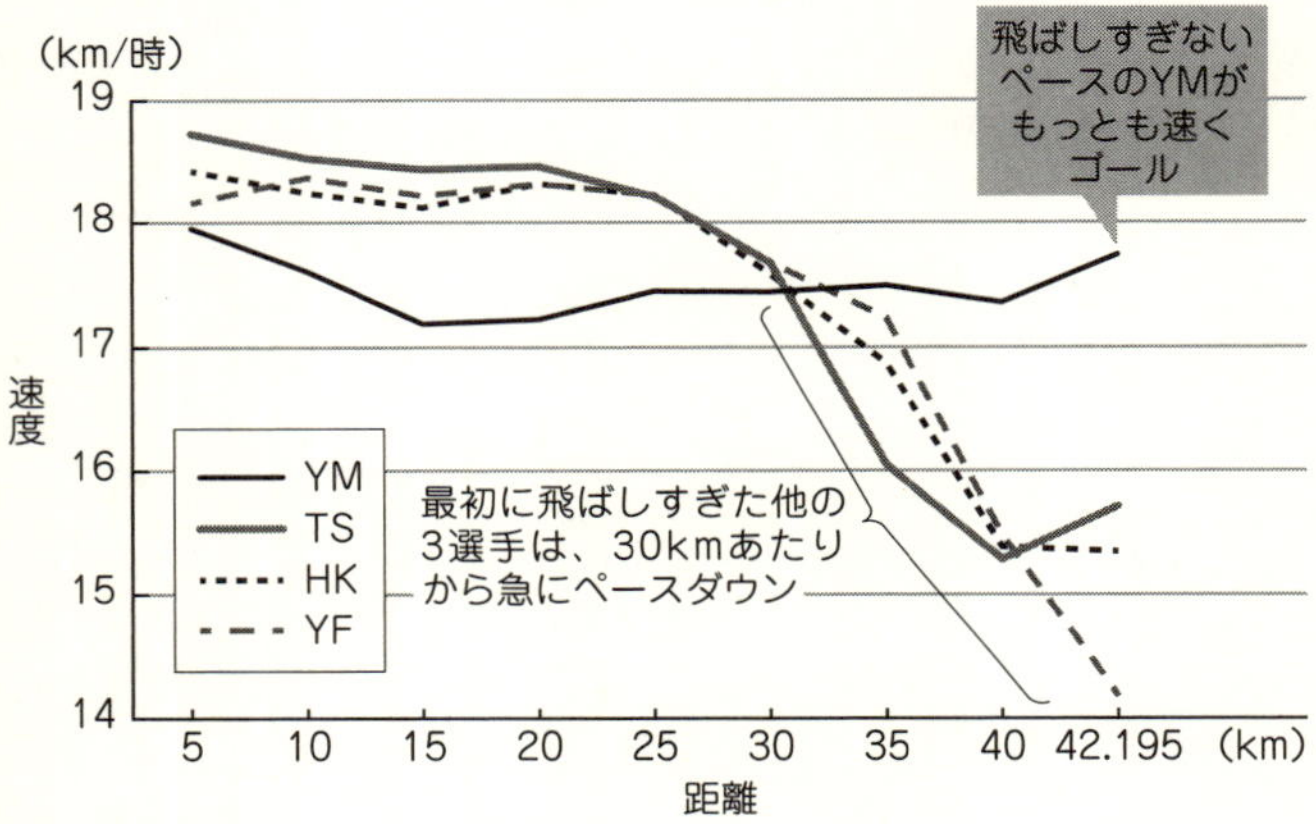


2013年福岡国際マラソンの結果。
出典：福岡大学身体活動研究所資料より改変

しかし、実際は違います。

重要なのは、いかにエネルギー源となる糖質を最後まで温存できるかということに尽きるのです。

参考までに、飛ばしすぎて30㎞あたりでペースダウンした2013年福岡国際マラソンのペース配分比較データ（図25）も掲載しておきましょう。

私たちの体には、主に糖質と脂肪という2つのエネルギーを使えるシステムが備わっています。これは、電気とガソリンの2つのエネルギー源を使えるハイブリッドカーのようなもの。

基本的に糖質と脂肪は、運動の強度によってどちらかの比率がより多く、または少なくなります。弱い運動のときには、脂肪が優先的に使われ、強い運動のときには糖質が多く使われるのです。

この脂肪と糖質の２つのエネルギー源が使われる場所はもちろん筋肉。どちらを使うかは、使われる筋肉の質によって変わってきます。その筋肉は、大きく分けて２種類あります。

１つは、素早く大きな力を出すことが得意な筋肉――「速筋」。爆発的なパワーを出す筋肉ですがすぐ疲れてしまうという特徴を持っています。重量挙げなどに使われるのがこの速筋です。

もう一つは、小さな力しか出せないけれども、長い時間力を出し続けられる筋肉――「遅筋」。マラソンなど長距離走を可能にするのは、この遅筋の働きによるものだったのです。

速筋が使うエネルギーが主に糖質で、遅筋が使うエネルギーが主に脂肪。

脂肪は大量に酸素を使ってエネルギーとなり、最終的には水と二酸化炭素に分解されるのですが、問題は糖質にあります。

体内で糖質がエネルギーとして使われる量が増えていくと、その途中から「乳酸」という副産物が作られていきます。

「乳酸がたまる」などと言いますね。これは別名「疲労物質」とも呼ばれます。

この乳酸がたまり過ぎると、筋肉が極端に酸性の状態に傾き、もうそれ以上は動けないという状態になってしまうのです。

陸上競技でもっとも過酷だといわれる４００ｍ走や、スピードスケート、ボート競技など瞬発力が求められる競技では、速筋が総動員され、その結果乳酸がたまり、疲労困憊《こんぱい》してしまうわけなのです。

おわかりのように、スロージョギングで主に使われる筋肉は遅筋です。だから乳酸がたまることはほとんどありません。

ＳＪ実践者の多くが、フルマラソンに挑戦できるのはこのためです。

## 体力もどんどんアップ

乳酸の話が出たところで、福岡大学スポーツ科学部の興味深い実験結果をご紹介しましょう。

少しずつ強さが異なる運動をして、そのときの血液中の乳酸濃度を調べる実験です。

ごく軽い運動では、乳酸濃度は運動の強さに関係なく安静時と同じ値を示します。ところが、徐々に運動を強くしていくと、あるところで乳酸濃度が上がり始めるのです。

このときの運動の強さを49ページでも説明した乳酸閾値（ＬＴ）と呼びます。

ＬＴとは、乳酸が急激に上昇する変曲点のことを示します。

次ページ図26は、ある被験者が一定の速さで４分間走る運動を、少しずつ速度を上げながら、それぞれの速さで走り終わった直後の血中乳酸濃度を記録したものです。

この被験者は、毎分１６０ｍまでは一定値でしたが、毎分１８０ｍから急激に上昇していきます。つまり、この人の乳酸性作業閾値は「毎分１６０ｍ」、時速にすると９・６㎞ということになるのです。

前述した「乳酸のたまらないギリギリの速度」というのがこのＬＴにあたります。

このＬＴは、人によって異なり、だいたい20代では時速６〜７㎞、50代では時速５㎞、70代では時速４㎞くらい。

ただし、本当に個人差があり、20代でも体力がない人は時速４㎞ということもあったり、また70代でも時速８〜９㎞ということもあるのです。また、この速度はトレーニングを続けることで徐々に速くなっていきます。

## 図26　ある被験者の血中乳酸濃度の記録

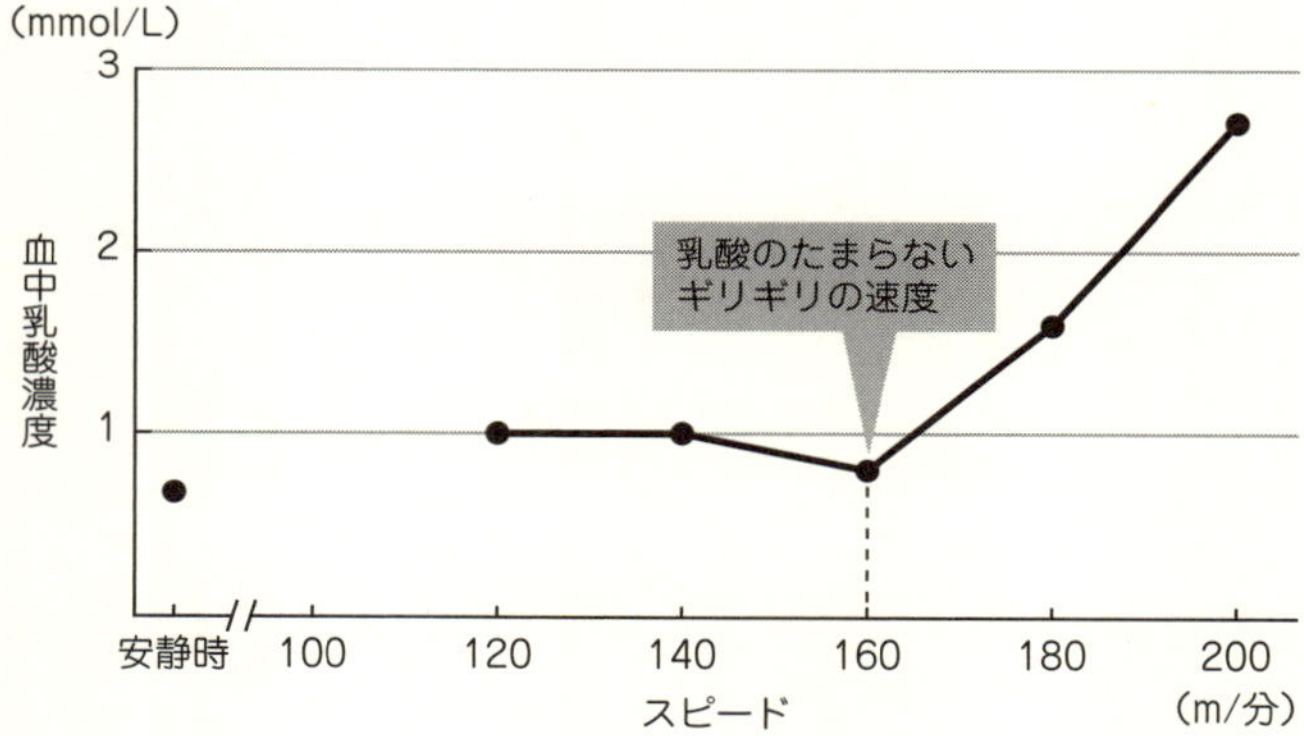


出典：『スロージョギングで人生が変わる』（田中宏暁著／廣済堂出版）より改変

乳酸がどれだけたまっているかは、血中乳酸濃度を測定して調べることができます。

例えば、時速3㎞で数分走ってみて、運動直後の血中乳酸濃度を測ると、おそらく安静時と変わらないでしょう。

次に4㎞、5㎞と時速を上げていって血中乳酸濃度を測ると、あるポイントで乳酸濃度が上昇するのです。

図27をご覧ください。ランニング初心者のBさん（21歳・男性）の場合、血中乳酸濃度は時速6㎞まではほとんど変わりません。しかし、時速6㎞を

## 図27　年齢にかかわらず乳酸閾値はトレーニングによって高まる

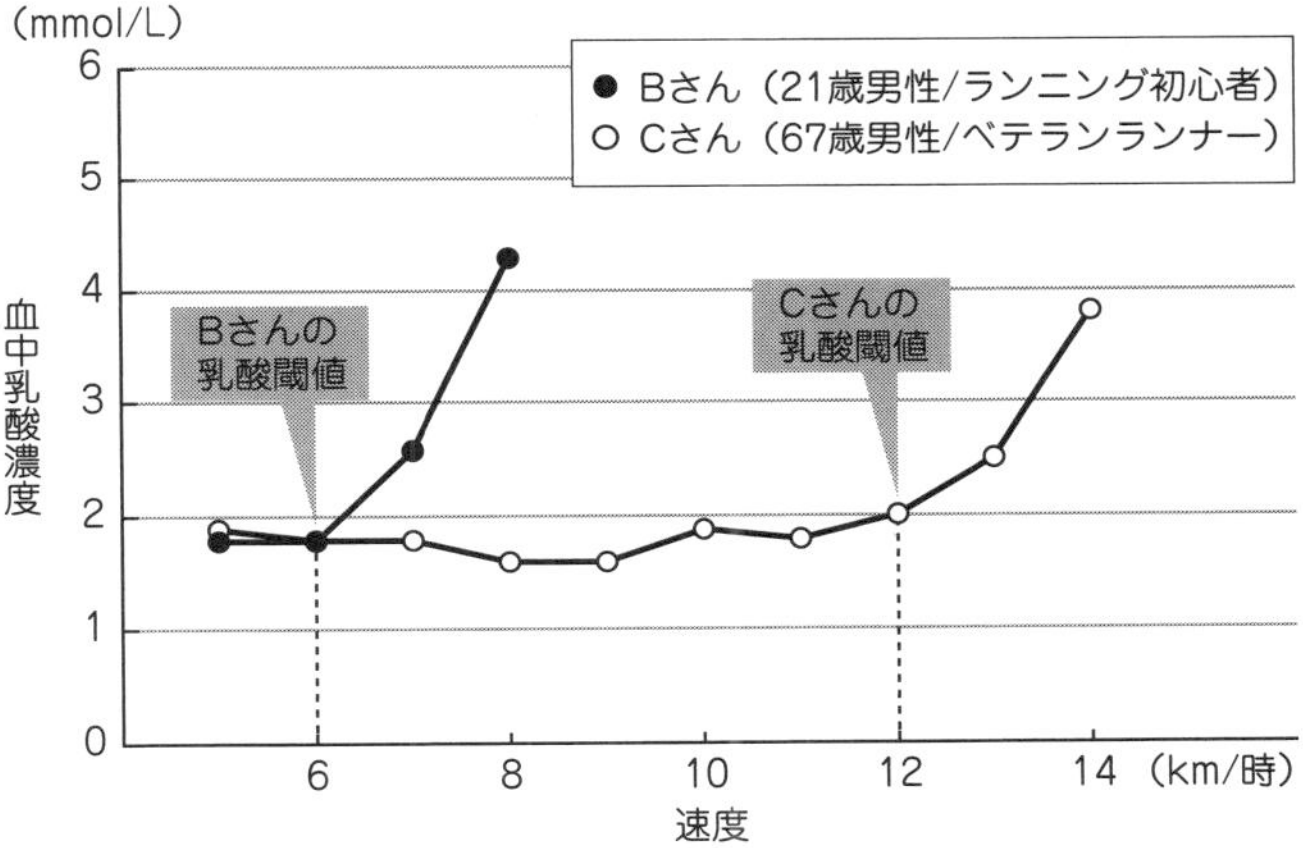


出典：福岡大学身体活動研究所資料より改変

超えると明らかに上昇し、それより速くなると、スピードが増せば増すほど過剰に乳酸が蓄積していきます。つまり、Bさんの場合、血中に乳酸を蓄積することなく走れるのは、時速6kmまでということになります。

これがLT（乳酸閾値）です。Bさんの LTは時速6kmということになります。

一方、同じ図にあるベテランランナーCさん（67歳・男性）の場合は、時速12kmまでは血中乳酸濃度はほとんど上がりませんでした。年齢にかかわらず、トレーニングをすることで乳酸閾値は高まっているのです。

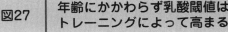

乳酸閾値未満のランニングを「ルンルンペース」、乳酸閾値付近を「ニコニコペース」、それ以上を「がんばりペース」「しかめっ面ペース」と呼びます。だから、Bさんの「ニコニコペース」は時速6㎞で、一方のCさんの「ニコニコペース」は時速12㎞になるわけです。

この理論でいうと、「ニコニコペース」が時速6㎞のBさんがフルマラソンに挑戦したとすると、彼は約7時間走れば完走できることになります。

一方のCさんは、3時間30分ほどで完走できる計算になるわけです。

実際にスロージョギングを始めた人で、最初は時速4～5㎞のスピードだったのが半年ほどで時速9㎞になった方がたくさんいます。理論上ですが、この時速9㎞の人は、5時間を切るタイムでフルマラソンを完走できることになるのです。

## 血圧も心拍もさほど上がらず安全

また、前に解説したように、運動強度を表す指標には、最大酸素摂取量に対してどのくらいの運動強度かを、「%」で表す方法があります。

1分間あたりに、どれだけの酸素を取り込んだかを測りながら運動すると、運動の強度が上がるにつれて、取り込む酸素の量は増えていきます。そして、あるところでそれ以上の速さでは酸素を取り込めないところに到達します。それが、その人の最大酸素摂取量となるのです。

運動強度を表す指標としては、心拍数もあります。最大心拍数と安静時心拍数の間の、どれくらいの心拍数かを％で表すのです。最大と安静時のちょうど中間が50％最大心拍数。この％最大心拍数と％最大酸素摂取量は、ほぼ一致することがわかっています。

「軽運動の可能性」について長年研究してきた福岡大学スポーツ科学部は、以前から最大酸素摂取量の50％強度に注目してきました。この強度だと血圧も心拍数もそれほど上がらないので、比較的安全に運動が実施できます。

さらにその強度はＬＴ（乳酸閾値）にも相当することがわかりました。

## 動脈硬化を防ぐ理由

このＬＴについて、田中教授と親しく共にニコニコペースの研究をされていた長野赤十字病院の健康管理科部長・神経内科・リハビリテーション科の星研一《ほしけんいち》先生にうかがいました。

もともと脳卒中と神経内科が専門である星先生は、長野県須坂《すざか》市で脳卒中予防講座から発展した「働きざかりの健康づくりセミナー」での講師を長く担当され、健康づくりの根拠を学んでいる中で、田中教授たちのニコニコペースの運動を知ったそうです。さらにフルマラソンはニコニコペースで走っているという説を検証しようと、長野マラソンに参加する自分と仲間たちのLTとそれを規定する酸素摂取量を測って大会に参加したところ、「酸素摂取量とフルマラソンの完走時間」が相関することを再確認しました。

星先生が走りはじめたきっかけは、2005年長野マラソンのレースを見たことでした。

「僕は学生時代山岳部で、もともとはランナーではありません。以前、長野マラソンを沿道で応援することがありました。アフリカ勢のトップランナーが通過する姿をみた時、ふと、あんな全速力のような時速20㎞くらいのスピードで、彼らは2時間以上もどうして走り続けることができるのか、という疑問が湧きました。よし、自分でも体験してみればこの秘密がわかるかもしれないと翌年の長野マラソンに申し込み、初マラソンを経験。でも、制限時間オーバー！　悔しかったし、そもそも医者ですから好奇心が湧いていろいろと調べるようになりました。そして田中教授のスロージョギングの本『賢く走るフルマラソン』（ランナーズ　2005年）とまさに出会いました。そこでLTのことを知ったのです」

調べに調べて星先生がたどり着いたのが、「酸素」でした。

「トップランナーたちのマラソンペースは、ＬＴ強度です。実はＬＴ強度は脂肪酸を最大に燃やす運動強度でもあります。だからマラソン競技とは脂肪酸燃焼能力を競うこと。『速い人は、脂肪を上手に燃やせる、すなわち脂肪がつかない、だから痩せている』、また同じ酸素摂取量でも減量すれば、より速く走れる競技であることを理解したんです。一方で、脂肪を燃やせない人にとってもっとも問題なのは、動脈硬化、すなわち動脈筋層に脂肪、いわゆる悪玉コレステロール（ＬＤＬコレステロール）がつくことです。冠動脈は、心臓に酸素と主たるエネルギー源である脂肪酸を届ける血管です。もし何も運動をしなければ、脂肪酸が消費されずに冠動脈内に残ってしまい、それがさらに酸化されると動脈硬化巣となり、ひいては心臓病が発症します。ニコニコペースの運動は、この脂肪酸を燃やす能力を高めるので、動脈硬化の根本的解決になると考えています」

実はこのＬＴ、心臓リハビリテーションの運動強度でもあるので、星先生は、現在、病院で心臓リハビリテーションを行う患者さんに対して各人の血管に最適な強度を心肺運動負荷試験で測定して運動していただいています。

「心臓の悪い人と健常な人とトップランナーとの違い、それはＬＴのスピードの違いなんですね。たとえば、心臓の悪い人はちょっと歩いただけでもＬＴスピードになるし、健康な人は早歩きくらいのスピード、トップランナーでは何と時速20㎞のランニングでやっとＬＴになるわけです。そして、このＬＴはニコニコペースのトレーニングを継続することで何歳からでも向上させていくことができます。初めのうちは低くても続けるうちに高いスピードになっていきます。そして何より動脈内の脂肪を燃やす能力が改善し動脈硬化が改善する、言いかえれば、心血管という筋肉を鍛える、つまり心臓のリハビリテーションです。でもご褒美は半年後ですが（笑）」

現在では、田中宏暁教授が開発されて、福岡大学が所有している「心音測定」に係る特許によって、ニコニコペースを見つける方法もあります。

「これは田中教授の長年の研究の中で新しく発見されたもので、従来の乳酸閾値の測定ではなく、「ドットン」という心音の頭の「ド」という音が、ＬＴのところで大きくなる、ということを発見して開発されたものです。これが一般的になって、簡単にその人のニコニコペースがわかるようになれば、ＳＪ愛好者はさらに増えるでしょうね」

## コラム② 「先生！ 腰がまっすぐ伸びちゃった！」

2017年11月、「NPO法人うえだミックスポーツクラブ」主催のスロージョギング講習会で長野県上田市に行った時のこと。

講習会には、地元の多くの方が参加していたのですが、その中に92歳（当時）の女性、有《あり》賀《が》志《し》づ子《こ》さんがいらっしゃいました。

有賀さんは、腰が90度に近いくらいに曲がっておられて、私は正直大丈夫かと思いながら実技指導をしていました。

実技後半、突然有賀さんが「先生！」と私を呼ぶのです。どうしたことか、と駆けつけたところ、なんと写真のように有賀さんの背筋がピンと伸びているではないですか。

「腰がまっすぐに伸びちゃった！」

ご本人が一番びっくりしておられましたが、こちらも驚きました。

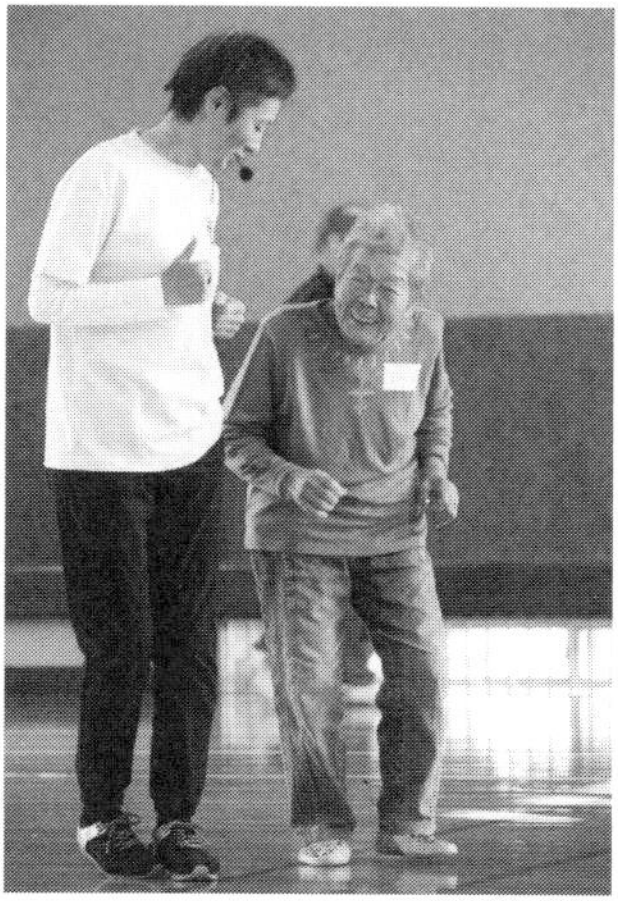

92歳の有賀志づ子さんも
ＳＪの効果にびっくり！

ウォーキングだと大腰筋を使わなくても歩けるのですが、スロージョギングでは大腰筋を使わないと足が持ち上がりません。そのせいで腰が伸びたと考えられます。

ＳＪのすばらしさをまさに示してくださった一場面でした。

# 第5章　食事法もプラスして減量効果アップ！

## 効果的なダイエット食のポイント

「同窓会の日までにスリムな体形を取り戻したい！」

「目標体重までなかなか届かないのがじれったい！」

こんなふうにある理由があって、もっと短期間で体重を落とすことができたらと考える方も多いかもしれません。

そんな時は、食事を見直すことで実現できるようになります。

ここからは、ダイエットを目的にした場合の食事のポイントを紹介しましょう。

指導してくださるのは、株式会社キャリアビジョン取締役で管理栄養士、健康運動指導士、公認スポーツ栄養士でもある静間佳代子《しずまかよこ》先生です。

静間先生は、126ページで紹介する「スロージョギング&ダイエットキャンプ」で福岡大学の田中教授と二人三脚でダイエットメニュー作りをされてきました。

減量時の食事では次のことに気をつけましょう。

**◎ポイント1　エネルギー収支をマイナスにする**

減量するためには、とにかくエネルギー収支をマイナスにしなければなりません。不活動、過食のために体重を増加させていたのですから、スロージョギングなどのトレーニングを行って消費エネルギーを増やしながら、少し食事量（摂取エネルギー）を減らすことでエネルギー収支をマイナスにして減量につなげていきます。

**◎ポイント2　体に必要な栄養素はしっかり摂る**

いわゆる「食べないダイエット」では、運動する元気が出ないばかりか健康を損なってしまいます。目指すのは健康で引き締まった体であり、減らしたいのは体脂肪です。

筋肉などの除脂肪量を維持または増量し、良い体調でいるためにも、たんぱく質、ビタミン、ミネラル、食物繊維は積極的に摂れるよう、食材を選びしっかりと食べるようにします。調理法を工夫すれば、必要な栄養素も摂れ、意外にボリュームある食事が食べられます。

肉や魚など体づくりの材料であるたんぱく質源と合わせて、野菜（特に緑黄色野菜）、海藻、きのこ料理をたっぷりと摂りましょう。

## ◎ポイント3　余分なものを摂りすぎない

まず菓子類や飲料の種類や量を見直してみましょう。

菓子類には、摂りたい栄養素が少ないばかりか、たくさんの砂糖や油脂を含むものが多く、ジュースなどの飲料にもたくさんの砂糖が入っているものがあります。ビールなどのアルコール飲料も様々な種類があり、同じ量でも大きなエネルギー差があります。

普段口にしているものがどのような食品であるのか「栄養成分表示」を確認し、同じような食品でも、できるだけ低エネルギーで美味しいものを探してみたり、食べた分だけ活動量を増やして相殺《そうさい》するなどの努力が必要です。

例えば、一般的な炭酸飲料1本（500㎖）は約200kcalです。体重50kgの人であれば約4㎞ジョギングすればその分消費できるといった具合です。飴でも1個約20kcal、5個程食べれば100kcalですから、相殺するなら約2㎞距離を増やせばよいだけですよね？

この現実を考えるとよほど食べたい（飲みたい）ものでなければ、0kcalのジュースやお茶に替えてみたり、そのひとくちをがまんしてみようかなという気持ちになるかもしれません。

油脂を多く含む食べ物の摂りすぎにも気をつけましょう。

油抜きの食事が良いわけではありませんが、脂質（９kcal／g）は、糖質（４kcal／g）やたんぱく質（４kcal／g）と比べるととても高エネルギーです。

例えば、牛肉１００g当たりのエネルギーを部位別に比べると、リブロース脂身付き（和牛肉、生）は５７３kcal、もも赤肉（和牛肉、生）は１９３kcal、もも赤肉（輸入牛、生）は１３２kcalであり、脂質の多い肉と脂質の少ない肉とでは、４倍以上エネルギーが違ってきます。この違いは脂質量にあります。またこれらの肉に含まれるたんぱく質の量はそれぞれ９・７g、21・３g、21・２gとなり、赤身肉だと脂質が少なくてエネルギーが低くたんぱく質はしっかり摂れることがわかります。鶏肉でも若鶏肉もも皮つき（生）は２０４kcal、若鶏肉もも皮なしでは１２７kcalとなり、皮を除くとぐっと脂質が抑えられ低エネルギーになり、摂りたいたんぱく質はしっかり摂れます。［日本食品標準成分表２０１５年版（七訂）より］

食材の選択のみでとても大きな差が出てきます。

赤身肉であれば、たっぷり食べても意外に低エネルギーなので、これにたっぷりの野菜類や汁物、主食を控えめに合わせ、ひとくちデザートをつけたなら、大満足の食事ができるこ

とになります。（さらに赤身肉、赤身魚などは、不足しがちな鉄分も豊富に含みます）

逆に脂質の多い食事では、食事量は少なくても、意外に高エネルギー食となるので注意が必要です。

料理のエネルギー量は、素材、調理法、調味料の組み合わせで大きく変わります。

油を多用する調理法（揚げる、炒める）よりも油を使用しない調理法（煮る、焼く、蒸す、茹でる、生）のほうがエネルギーを下げられるし、食事の際に使う調味料でも、マヨネーズやオイルドレッシング、バターなど油脂が多く含まれるものは、少量でも高エネルギーになります。

減量中は、単に食べる量を減らすのではなく、使用する食材がどんな栄養素で構成されているのかを考慮して食材選びをすることが大切です。もちろん、油脂の質も考慮すべきでしょう。魚の油には不飽和脂肪酸、特に青魚には動脈硬化の予防に効果的なｎ－３系脂肪酸が豊富に含まれるので、新鮮なものを積極的に摂りたいのですが、肉の脂や調理に使う植物油等は摂り過ぎに注意が必要です。

油脂は消化に時間を要すため、腹持ちがよくなるメリットもありますので、適度に取り入れ心も体も満足できる美味しい食事を摂り、活動量を増やす糧にしましょう。

次に、ご飯・パン・麺類など、糖質を多く含む主食は、摂り過ぎを見直してみましょう。糖質は体にとって必要な栄養素ではありますが、過食は禁物。いわゆる腹八分目に止《とど》めるように意識することが必要です。

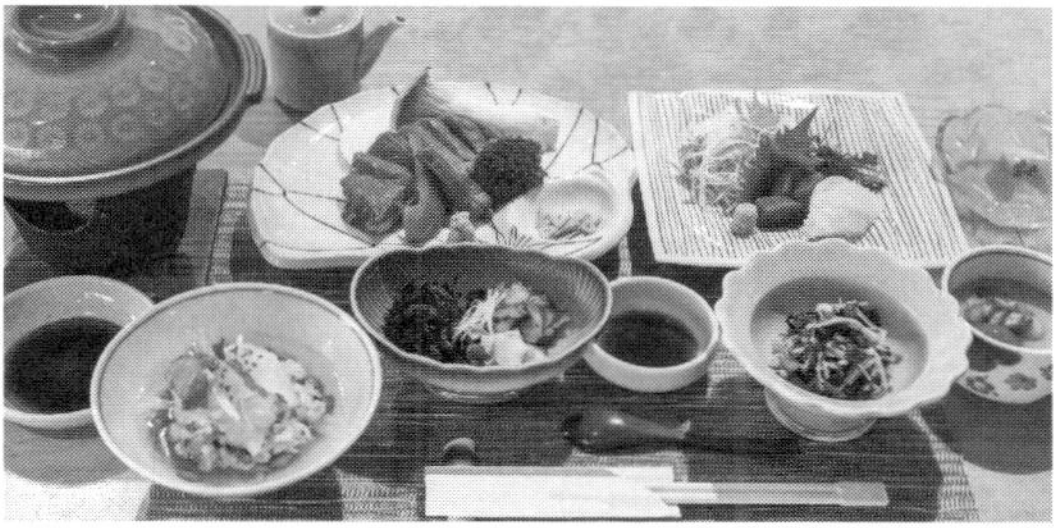

**夕食例**（監修・写真提供／管理栄養士　静間佳代子、調理・撮影／松尾敏之 朝食・昼食同様）

**満足できるダイエット食**

上の写真は「スロージョギング&ダイエットキャンプ」での夕食の一例です。

**◎夕食**

夕食は一日がんばって活動した体へのご褒美です。品数も多く豪華で、食べ応えもありますが、こちらは1食658kcalと低エネルギー食になっています。

この日のメニューは、牛赤身肉と野菜の陶板焼き、刺身（鮪とイカ）、ミルク茶碗蒸し、青菜と豆もやしのナムル、西貝と海藻の酢の物、特製鯛茶漬け、漬物（高菜漬け）、ひとくちデザート。

このメニューのポイントは、主菜に高たんぱく質・低脂肪、さらに鉄などのミネラルを豊富に含む赤身の食材を使用し、油脂を使用しない調理法にすることで、ボリュームはもたせながら低エネルギーに抑えた料理にしています。

副菜には、野菜（特に緑黄色野菜）・海藻・きのこ類をたっぷり使用して、不足しやすいミネラルや抗酸化ビタミンが充分に摂れるようにしています。

また、旨味のきいた温かい汁物や蒸し物もプラス。少し手間をかけて美味しく温かい出汁をつけると満足度が上がります。

主食は摂りすぎない工夫が必要です。

ご飯やパン、麺類は意外にエネルギーがあります。小さめの茶碗に替えたり、野菜などをたっぷり加えて混ぜご飯や粥《かゆ》にすることで、ボリュームを持たせながらご飯自体の量を控えめにしています。味付けの濃いおかずばかりでは、食べすぎになりがちですので、味にメリハリをつけ、素材の味を生かし薄味にすることでもご飯の食べすぎを防げます。

デザートをつける場合は、不足しがちな栄養素が摂れる選択をします。カルシウム不足を補い、腸内環境を整えるヨーグルトや果物などを少量つけるのがお勧めです。

食事全体として様々な食感、旨味、ごま油や香味野菜、スパイスの香り、さわやかな酸味等と合わせて、視覚的にも満足感が味わえ豊かな気持ちになれる一食にしています。

**◎朝食**

夕食をしっかり美味しく食べるためには、一日のトータルエネルギーを考慮して、朝食と昼食では必要な栄養素は摂りつつもエネルギーをぐっと控えめにしています。「スロージョギング&ダイエットキャンプ」では、朝食は野菜、果物、ヨーグルト等の乳製品を使った、たっぷりジョッキ1杯のグリーンスムージー（約１５０kcal 小松菜、りんご、バナナ、ヨーグルト、乳酸菌飲料やプロテイン入りなどがお勧め）です。

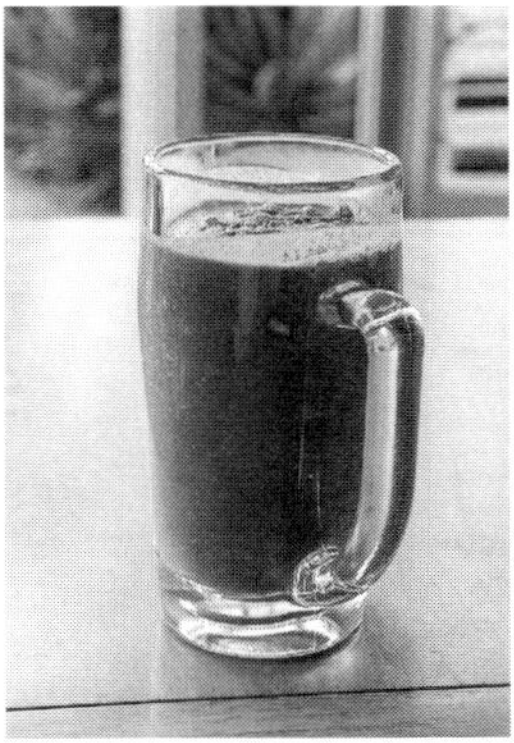

**朝食例（スムージー）**

**◎昼食**

昼食では、必要な栄養素は摂りつつ、エネルギーはぐっと控えめにするのがポイントです（約３００kcal程度）。

脂身の少ない肉や魚介類等の主菜を中心に、たっぷりの野菜類を組み合わせ、主食には低糖質のパン（あるいはパスタなど）を使用します。ここでも食感の良いものや香味野菜など、五感で味わって食べられるものや、温まる汁物などを1品つけると、低エネルギーでも、よりボリュームのある満足できる食事になります。

世の中には、コンビニやコーヒーショップ、市販のレトルト食品等々、低エネルギーで美味しい食品がたくさん販売されています。栄養成分表示を参考に組み合わせて、手軽に低エネルギーで、大満足できる食事ができます。また低糖質、高たんぱく質のブランパンや麵、粉などを使用した料理にすることで、たんぱく質量を確保しつつ低エネルギーで高食物繊維、ボリュームのある一食にもなります。

減量は一日にしてならずです。飽きずに美味しく続けられるよう、自分好みの低エネルギー食を見つけて日々楽しみましょう。

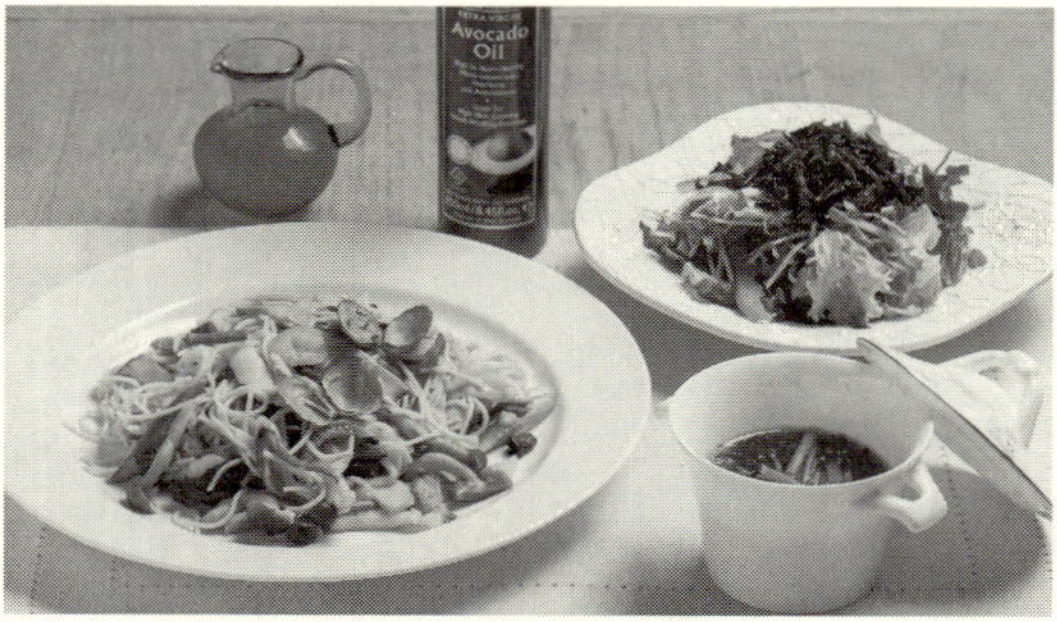

**昼食例（パスタ、サラダ、スープ）**

また、昼食を控えめにすることで、食後の高血糖などからくる午後の眠気やだるさも抑えられ、仕事の効率もアップ、すっきりと過ごせるようになるはずです。

いかがですか？

心も体も満たせるエネルギーを食からいただくことはとても大切です。

また、さわやかに汗をかいた後の食事は格別ですよね。健康を取り戻すための減量であることを再度思いだし、食べたもので少しずつ体が変わっていくことを楽しみに、ひと口ひと口を美味しく食べられることに感謝したいですね。

## ヘルスツーリズムってなに？

みなさんは、「教育入院」という言葉を聞いたことがあるでしょうか。

これは、糖尿病患者の肥満改善のための短期間の入院のこと。

糖尿病の治療目標達成を目指し、正しい知識を身につけるためといわれていますが、それに参加した人たちは口々に「あれは怒られに行っているようなものだ」と言います。糖尿病療養指導の専門研修を受けた看護師や、管理栄養士などのスタッフにまるで叱られるように

「あれはダメだ、これはいけない」などと指導を受け、さらに味気ない食事で過ごす1週間。まるで地獄のようだと聞きます。

福岡大学スポーツ科学部は、「ヘルスツーリズム」にも取り組んできました。

これは、「教育入院」とは真逆で、旅を楽しみながら、運動を行い、ついでにダイエットまでしてしまおう、という取り組みです。

日本スロージョギング協会では、このヘルスツーリズムの一環として、毎年「スロージョギング&ダイエットキャンプ」を実施しています。

6章で登場されるSJ体験者にも、この「スロージョギング&ダイエットキャンプ」に参加した方がいらっしゃいます。

以前は1週間でしたが、最近では2泊3日の合宿が多いようです。

SJをしながら、満足のいくダイエット食を楽しみ、ついでにゴルフや観光までしてしまうというもの。この期間に1kgの減量体験をし、その後、キャンプで学んだ無理なくできる生活改善法で約4週間の自己管理型減量を実践。この間に、2~4kgの減量を目標とし、1ヵ月後には体重3kg以上、腹囲3cm以上減らしてしまおうという計画です。

キャンプは、一般参加者だけでなく、実際に試合に出場する実業団などのランナーも参加します。

１日目の朝、まず福岡大学病院メディカルフィットネスセンターに集合し、現状を把握するために様々な検査が行われます。

身長、体重、体脂肪、さらに自転車エルゴメーターを用いて心電図や血圧をモニタリングしながら、心音測定器で最適な運動強度を設定します。

１日目は、昼食後にはＳＪの実践。夕食後にもＳＪが実施されます。

２日目は、早朝起床後に約１時間のＳＪ。宿舎に戻ってスムージーの朝食。その後、一般参加者はゴルフ、またはＳＪ、実業団のランナーはランニングとなるのです。

このゴルフでユニークなのは、各ホール間の移動やコースでショットした後の次のショットまでの移動を、カートに乗らず全てＳＪで行う点にあります。気がついたらかなりの距離を走ってしまう、というわけなのです。

食事は、一日トータルで１２００kcalとかなり少なめ。

朝のスムージーが１５０～２００kcal、昼食が２５０～３００kcal、そして夕食が７００kcalなのですが、必要な栄養素も摂れ、見た目も豪華な食事になっているため満足感も味わえます。

そして、ダイエットキャンプから帰ってからも、キャンプで学んだ食事の知識を普段の生活に取り入れて、またＳＪを続ければ「奇跡のスロージョギング&ダイエット」が実現できるというわけなのです。

## ダイエットが続かない人へ

ここまで読んでいただき、ニコニコペースのスロージョギングは、最もダイエット効果のあるトレーニングだとおわかりいただけたかと思います。またダイエットの鍵はエネルギー収支のバランスにあるということもご理解いただけたことでしょう。

でも、読み進めてみて、正直今ひとつやる気が起こらない方もいるかもしれません。今までいろんなダイエットをやってきたけれど、いつも挫折してリバウンドしてしまう。長続きしないからもうあきらめている。そんな方も多いのではないでしょうか？

なぜそうなるのでしょうか。私はこう考えています。長続きしない、リバウンドしてしまうというのは「ダイエットの成功」がゴールになってしまっているからではありませんか？目標を達成してゴールのテープを切った途端、張り詰めていた糸がプツンと切れたように安心してバカ食いしてしまう。

実はダイエットは、目標達成がゴールではありません。目標達成してからが本当のレースの始まりなのです。

私たちは意識で作られていると言われています。そして感情も持っています。それらをほったらかしにして、頭だけでの無理なダイエットをしてしまうと心が置き去りになってしまいます。

私は、１００人いれば１００通りのやり方があると思っています。誰もが同じアプローチで目標に到達できるわけではないのです。

私は以前、子育てで落ち込んでしまった時期がありました。そんな時、「コーチング」というものと出会いました。

これは、「人は自己実現に向かって、主体的に、能動的に行動する」という人間観に立つ育成方法論のことです。

私はＣＴＩジャパン（現・ウエイクアップ）でコーアクティブ・コーチング®を学びました。ここには「人はもともと創造力と才知にあふれ、欠けるところのない存在である」という揺るぎない人間観が存在していました。ここでの学びや実践、コーチたちとの関わりで、私は自分の存在価値の高さを確認することができました。そして私はこう考えたのです。

「ダイエットにコーチングは力強いサポートになる」

コーチングでは、「答えは自分の中にある」ということが前提にあり、コーチはそれを引き出す役割です。答えは必ずあなたの中にあります。決してあきらめず、深刻になりすぎず、ひとりで抱え込まず、スロージョギングダイエットを楽しんでみるのも一つの方法です。

ここでは簡単にセルフコーチングの例を使ってみましょう。

まず、「質問表」を用意しましたので、ノートなどに答えを書いていってください。何を答えたらよいのか、少しわかりづらいところもあるかもしれませんが、あえてそうしています。

答えは一つではないかもしれない。また、これが正解という答えはありません。思いついたことすべてが正しい答えです。

「私は身長が○○cmだから標準体重は○kgにしなければ」などの枠にとらわれず、答えてみてください。できるだけ具体的に書くことをお勧めします。また、ダイエットが目的でない方も質問を少し変えて行ってみてください。

【質問表】

Ｑ１：ダイエットすることで、あなたはどうなりたいですか？
（Ｑ３を先に行ってからＱ１の問いに答えてもＯＫ！）

Ｑ２：そうなったら何かやってみたいことはありますか？
（Ｑ３を先に行ってからＱ２の問いに答えてもＯＫ！）

Ｑ３：ダイエットで成功したあなたをより具体的にイメージしてみましょう。まずはゆっくりと落ち着ける場所で、深呼吸をします。軽く目を閉じるのもよいです。音楽があったほうがリラックスするのであれば音楽をかけるのもよいでしょう。ダイエットに成功したあなたはどんな感じですか？　着ている服装、居る場所、周りの人たちと、どんな会話をしているとか……。しばらく、ゆったりとした気分で思いつくままにイメージの世界に浸って感じてみましょう（５〜10分くらい時間をとってイメージしてください）。
↓イメージできた人はＱ６へ

Ｑ４：Ｑ３でイメージできなかった人は、次の質問に答えてみましょう。
① ダイエットで失敗することは、あなたにとってどんなメリットがありますか？（メリットなんてあるはずがない！　なんて思わないで答えてみましょう）
② あなたの中に思い込みのようなものはありますか？
例）どうせ失敗するに決まっている。どんなダイエットも結局続かなかった。私は水を飲んでも太る、食べ物を残すとしかられる。など……。
③ ①②で浮かんできたことがあれば、それは本当ですか？　と何度も問いかけてみてください。

Ｑ５：Ｑ４の答えが少なくなったら、Ｑ３に戻って再トライしてみましょう。

Ｑ６：イメージを具体的に書いてみましょう。
① イメージの自分は？

例）体重が○kgになった。血圧や血糖値が○に下がっている。着られなくなっていた服を着ているなど

②いつ頃そうなっていますか？

例）1週間後、1ヵ月後、3ヵ月後など

Q7：結果を導くために

①実現のために必要なものは何ですか？

例）仲間、ウエア、場所など

②SJは一週間のうちのどの時間帯でできそうですか？　毎日、平日、土日、朝、昼、夜、時間を決めないほうができる。小分けSJの場合は、やれそうな場面をいくつでも書いてみてください。

例）家から駅まで、犬の散歩で、テレビを観ながら、買い物でなど

③　食事の調整はどのようにしますか？
例）本章の食事メニューを参考に作ってみる。○○を減らす。食事は制限したくないなど

④　途中でくじけそうになった時、あなたを支えてくれるものは何だと思いますか？（または、実現を後押ししてくれるものは何だと思いますか？）
例）友だち、家族、仲間、ごほうびなど

⑤　成功に導くアイテムは？
例）毎日血圧や体重を測定する、食事日記をつける、ＳＮＳで記録を公開、アプリを使う、イメージフォトを作る、仲間からの声援など

ここまでできたら、第３章や本章などを参考にして、自分だけのオリジナルダイエット計画を作ります。

ここで更に私からの提案があります。

実践の間に「隠し味！」を入れたい方は使ってみてください。

『自分の好きなところ、いいところを１００個書いてください』

１００個書けましたか？　書く前と今では自分に対する気持ちの変化はありましたか？
私はこの作業をした時に、自分のいいところを見つけるのは一つの訓練だなと思いました。ものの見方考え方が変わると、いいところも見つけられるようになってきます。こんなこともある、あんなこともある！　と思えるようになってきますよ。

さあ、スロージョギングダイエットを始めましょう！

❶まずは1週間実施してみます。　←

❷振り返りをしましょう。　←

❸うまくいかないことがあれば修正しましょう。
↓
❹目標を達成した自分を想像しながら楽しんでください。
↓
❺目標達成まで❶〜❹を繰り返します。
↓
❻目標を達成したらよくやったとしっかりと認知しましょう。

そして、ここからがスタートです。

食べ過ぎた日があっても大丈夫！「あちゃ、食べすぎた」と思ったら、翌日の食事を軽めにしたり、運動量を増やすなど微調整をすればよいのです。

繰り返しますが、要は「エネルギーの収支」なのです。いつも自分の体の出納帳をつけるようなイメージがあれば大丈夫。

自分の体とお話しながら、自分のいいところをたくさん見つけて、あなたらしさを輝かせてください！

# 第6章　スロージョギングで人生が変わったみなさん

## 体験談❶

## ウォーキングをやめてＳＪにトライ。15kgの減量に成功！血圧も１５５mmHg／99mmHgから１３４mmHg／79mmHgへ

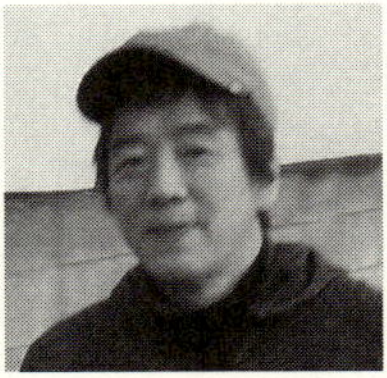
駒坂滋郎さん

東京都板橋区在住で料理人として働く駒坂《こまさか》滋郎《じろう》さん（58歳）。駒坂さんは、２０１７年６月にあった会社の健康診断の結果を見て、ダイエットを決心します。

その健診の結果は、体重83・２kg、ＢＭＩが26・６でＣ判定、血圧は１５５mmHg／99mmHg。また、総コレステロールも２６２（基準値１３０〜２２０）で再検査を宣告されました。ちなみに駒坂さんは１７６cmと長身ですが、それでも83kg超えは重すぎます。そこで、医師から「できるだけウォーキングをしなさい」と言われて、ウォーキングを始めました。

「ただ歩くだけじゃ意味がない、スピードを上げれば効果が上がるんじゃないかと思って、速歩きをやってみたんですが全然効果がなかった。僕は食べることが好きなんで、歩くとお腹が空いて余計に食べちゃうんですよね」

ウォーキングの効果はいっこうに現れず、逆に3・3kg増えて86・5kgという過去最高体重を記録。さすがに「これではいかん」と思うようになり、速めのウォーキングにトライしてみたのですがやはり結果には繋がらなかったようです。

「そこで、インターネットを眺めていたら『有酸素運動じゃないと脂肪は減らない』ということを知りました。調べてみると、スロージョギングという言葉が出てきました。『あっ！　これなら大丈夫かもしれない』と思ったのです」

そこで、SJに関する本を購入して走る前の心構えから勉強してみました。

「毎晩9時から1時間、6～7kmをSJで走るようになりました。走ってみて体力的にもまったく問題なくて、梅雨のシーズンで走れないときは、ジムでエアロバイク（自転車型のフィットネス器具）を1時間やり続けました。体重は、毎日量り、みるみる減量していくのがわかりました。1ヵ月近く続けて最高体重から10kg減量していました」

料理人という仕事柄、栄養にも詳しい駒坂さんは、一日の摂取カロリーも抑えるようにして、SJと食事調整のダブルで挑戦しました。

そして、次の健康診断の結果――。

体重は73・7kg、BMIは23・8（A判定）、血圧は134mmHg／79mmHg、総コレステ

ロールは185（A判定）となったのです。

「驚いたんですが、診断から20日後には71・5kgになり、1年でトータル15kg減量できました。ズボンがぶかぶかになって30代の頃の体形に戻りました。その後は、だいたい72kgをキープしています」

じつは駒坂さん、ダイエットに失敗しリバウンドした過去があります。

「2013年にプロテインダイエットをやったことがありました。それで1ヵ月半で20kg減量できた。プロテインとコンニャク麺だけを食べ続けて、ひもじい思いを我慢してやったんです。そしたら、目眩《めまい》がするようになって仕事にならないので断念しました。もともと食べるのも大好きだし、まるで地獄でしたね。案の定、リバウンドして元に戻ってしまいました。だから、家族も『また、戻るんじゃない？』と心配しています（笑）。でも、カロリーこそ考えますが、好きなものを食べて走っているのでリバウンドは考えられない。近所に石神井川が流れているので、その川沿いを毎晩楽しく走っていますよ」

今も、駒坂さんはＳＪを日課にしています。

After

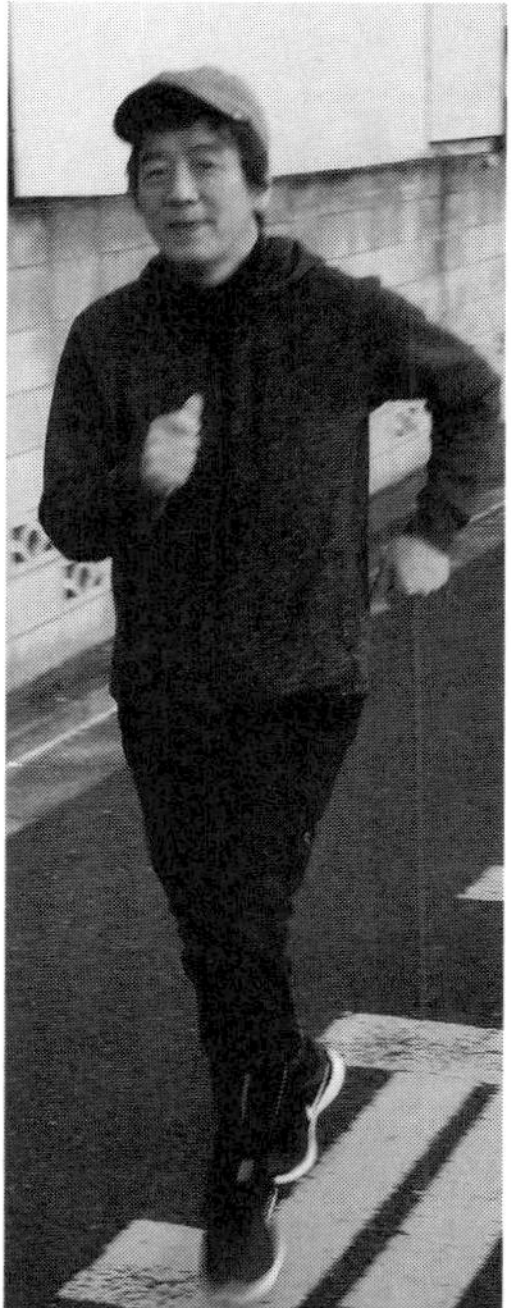

Before

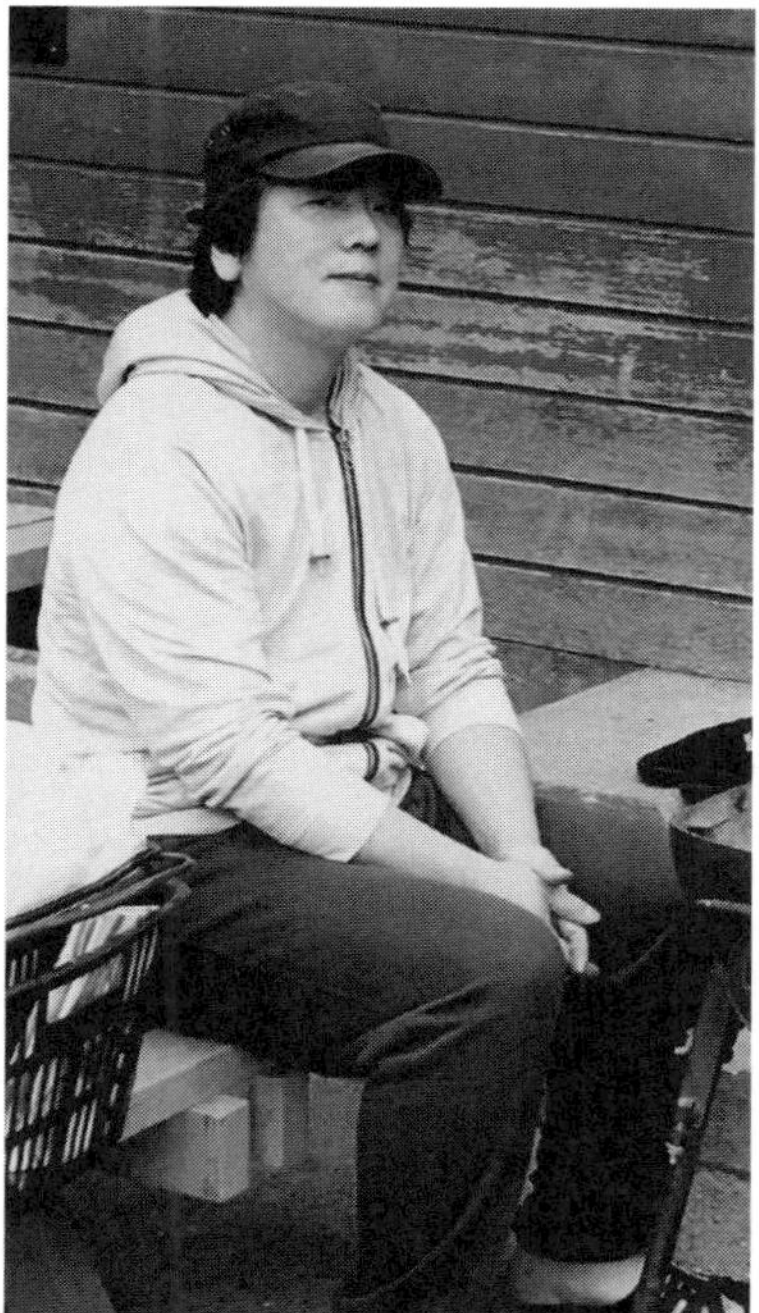

1年で83kgから72kgに減量。血圧、総コレステロールも基準値に

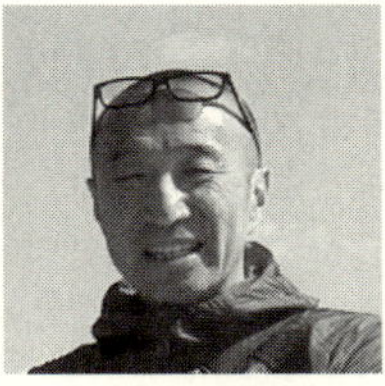
松角宏一郎さん

## 体験談❷ 体重100kgだった不健康な脳外科医が30kgの減量に成功！

現在、福岡市の浜の町病院に勤務している脳外科医である松角《まつかど》宏《こう》一郎《いちろう》さん（55歳）は、以前、九州大学脳神経外科教室に勤務していました。講師、医局長という職務から、帰宅はだいたい夜10時すぎ、夕食も11時すぎという生活でした。週末は、毎週のように学会出張か研究会でパーティや接待という不規則な生活を5年ほど送っていました。

当時は、身長182cmで体重100kg、BMI29以上というものでした。

「その頃は、ジョギングやランニングをする人を見ても、延々と走るだけで何が面白いんやろ、と思っていた失礼なヤツでした（笑）」

ところが、大学勤務を離れて浜の町病院の勤務となって不規則な生活が改善されたこと、中学3年だった息子さんが塾などで帰宅が遅くなり夕食の時間を夜10時半くらいにしたこと、時間的な余裕が生まれたことなどから、当時同じ病院に勤務するようになった奥様と話し合ううちに、何かしらの趣味を持ちたいという意識が芽生えたそうです。

そして、2011年1月から二人で福岡市内の大濠公園で走りだしたのでした。

「もちろん、何の知識もない自己流です。1周約2㎞の大濠公園を2周程度。ヘトヘトでした。それでも何とか続けていきました。私は週に3～4回、妻も週1～2回一緒に走るようになりました」

大濠公園は、福岡市内でもランナーの聖地として知られています。

「もともと、我々夫婦は究極の出不精で、臨床勤務で多忙でもあった時期の休日は、ほとんど一日ソファーの同じ位置から動かないというような生活パターンでした。ところが、走るようになって、走る距離がだんだん延びてくると、夫婦でパン屋さんをめぐるジョギングや、唐津《からつ》や秋月《あきづき》などといった佐賀や福岡の観光名所にまで足を延ばして走る観光ジョギングもするようになったのです。昔からは考えられないアウトドア派になりました」

体重は、規則正しい生活になった時点で、あっという間に数kg減量でき、また食生活の改善、ジョギングでみるみる体重は落ちていったのです。

「あまりに急激に痩せたので、医者仲間では『松角が病気だ』と噂になったようです(笑)。走り始めて1年後には、熊本城マラソンに出場し、初フルマラソンに挑戦。この時、体重は74kgにまで落ち、当初の目標でもあった『初フルマラソンでサブフォーを達成する』ということも実現できました（3時間50分58秒）。以降マラソン大会には何度も挑戦し、ある大会前には68kgまで減量、最大30kg強の減量が達成できました。現在は、70kg前後を維持しています」

松角さんは、毎日のように大濠公園を走るうちに、ランナー仲間も増えていき、その輪はどんどん広がっていきました。そして、あるランナー仲間の紹介で福岡大学の田中教授が主宰していたランニングクラブに入会し、田中教授、そしてSJと出会います。

「それまでは自己流だったのですが、フォーム、着地のフォアフット、歩幅、回数などを教えてもらって、それまでの走り方を改善していきました。最初はこんなスピードでいいの？　と戸惑いもあったのですが、それぞれのレベルに合わせたニコニコペースの応用の仕方などの科学的知識を得ることができた。そのおかげで、今のところ、毎年サブフォーは継続しています」

走りだす以前は、毎年の健康診断で必ずいくつもの項目でC判定があったのが、オールAになり、脂質異常症は改善し、もともと松角家の中で皆が発症している高血圧、糖尿病

After

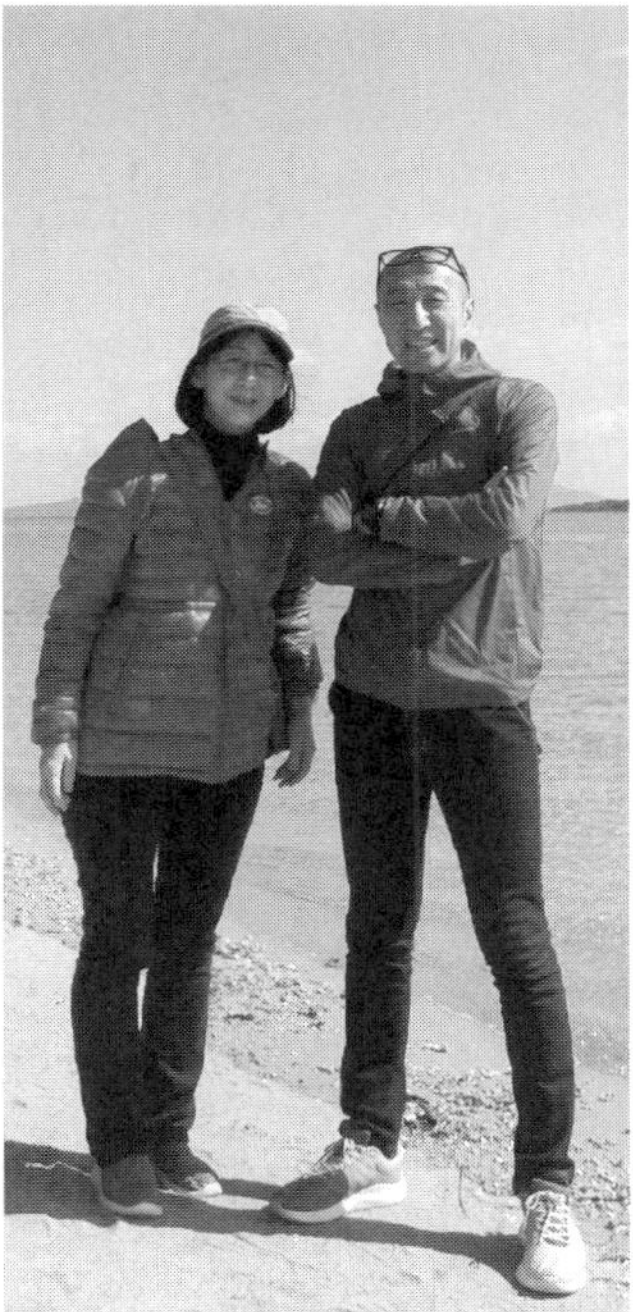

Before

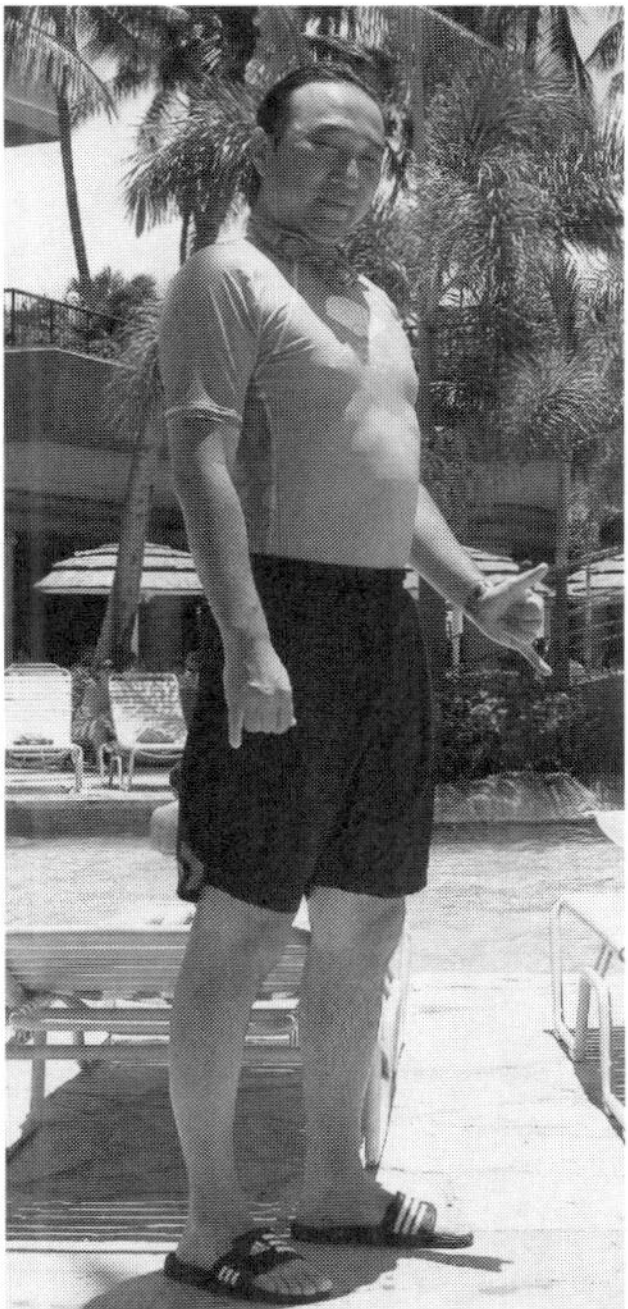

週３〜４回走り、体重100kgから70kg前後へ。健康診断もオールAに。フルマラソンにも挑戦し、サブフォーも達成（After左は奥様）

などもいっさいないといいます。

「１００kgもあった体重、大濠公園を2周も走りきれず、ふうふう言いながら始めたのが7年前。それが、たくさんのランナー仲間の方々と出会え、ＳＪとの出会いにまで広がり、現在は日本スロージョギング協会認定の指導者養成講座でアドバンス資格を取得して、日本スロージョギング協会の様々なイベントをお手伝いするようになりました。参加者のみなさんとゆっくり楽しくニコニコペースで走る幸せ、それを与えてくれたスロージョギングに心から感謝しています」

## 体験談❸
## 胃の全摘手術後、医者も驚いた驚異の回復力
## 市民マラソンにも出場

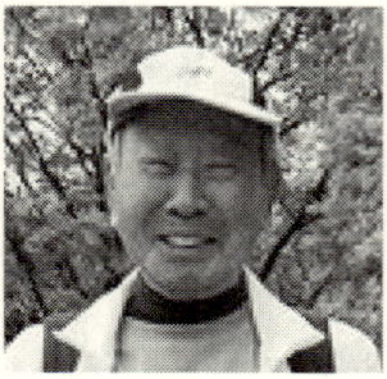
山岸重夫さん

秋田県秋田市在住の山岸重夫《やまぎししげお》さん（78歳）は、２０１７年8月に胃がんが発覚して胃の全摘手術を受けました。

術後の回復があまりに早かったために、驚いた医師から「山岸さん、何か運動やっているんですか？」と聞かれ「ええ、スロージョギングやっています」と答えると、「それでこんなに回復力があるんですね。ぜひ続けてやってください」と言われたそうです。

山岸さんは、２０１５年の９月、知り合いに誘われて、福岡大学の田中教授のＳＪ講習会に奥様の加代子さんと参加しました。

「実は、私はそれまで30年間ウォーキングをやっていたんです。生活習慣病予防と肥満防止のためにね。でも、ウォーキングだと一定の体重までは落ちるんですが、それ以上には効果がなくて、どうしたものかと思っていたところにＳＪと出会いました」

それから週３回、奥様と一緒に、朝のＳＪが始まりました。

「ＳＪを始めて１年間で65kgだった体重が56kgになりました。これは、私が結婚した当時の、29歳の頃と同じ体重なんです」

２０１６年には、山岸さんは東京で日本スロージョギング協会のベーシック資格を奥様と共に取得しました。さらに、仲間たちと「秋田ＧＳＮスロージョギングクラブ」を結成。ちなみに「ＧＳＮ」とは山岸さんが住む秋田市御所野《ごしょの》の地名から取ったものです。現在、会員は１５０～１６０名。仲間や奥様と一緒にＳＪを楽しんでいます。

そして、山岸さんご夫妻は市民マラソンにも出場するようになりました。

ＳＪを始めて、奥様にも変化はあったのでしょうか。

「彼女も体重は確実に３〜４kg落ちていますね。また、妻は猛烈な冷え性だったのに、ＳＪを始めてから血流が良くなったせいか、冷えなくなったと喜んでいます。ちょっと驚いたのは、体重が落ちたのはわかるんだけど、腰まわりに筋肉がついたせいで、以前普通に穿いていたパンツスーツが入らなくなってしまった。だから、新しい洋服を買わざるを得なくなったと言っています（笑）」

まさに嬉しい悲鳴だったようですね。

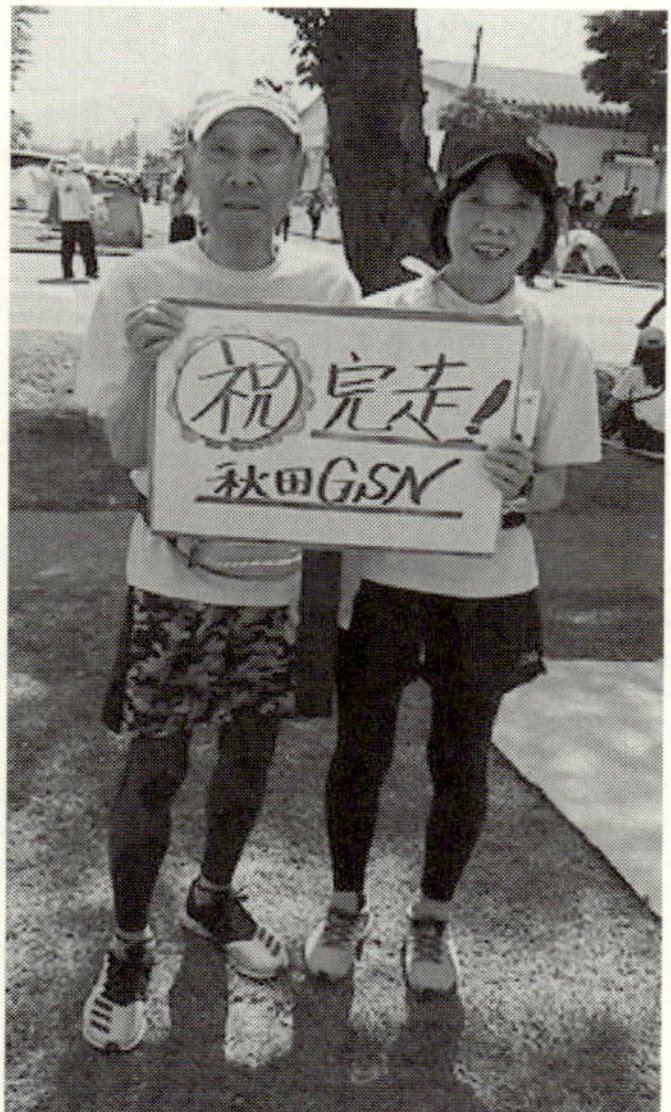

胃がんで胃の全摘手術を経験するも、マラソン大会をご夫婦で完走

体験談❹

## 乳がん再発予防と怪我のリハビリでスタート。体力がつき、11kg減量で健康体に

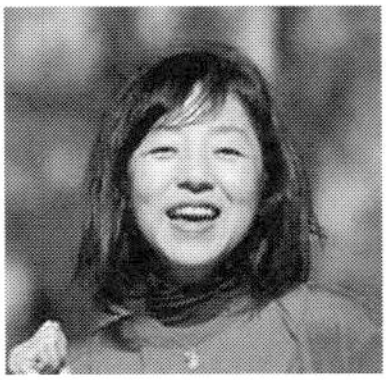
佐崎和子さん

病院で医療事務の仕事をしている東京都大田区在住の佐崎和子《さざきかずこ》さん（55歳）は、休日には私のスロージョギング講座でアシスタントを務めてくれています。

実は、佐崎さんは2010年に乳がんが発覚し手術、抗がん剤治療をしていました。もともとぽっちゃり型だった佐崎さんは、抗がん剤の副作用もあって当時の体重は58kg（身長157cm）でした。

「抗がん剤の副作用で体力がなくなって、気持ちも落ち込んでいました。再発の恐怖もあって不安になっていた頃、『肥満の女性は乳がんの再発のリスクがあり、その予防のためには運動が必要だ』という理論のエビデンスが出たんですね。運動をすることで再発のリスクも下がるというので、走ったり、テニスをしたりするようになっていたんです」

ところがテニスの試合中にアキレス腱を切るという大怪我をしてしまいます。

「もう激しい運動はできないなと思いました。仕事をしながらリハビリに通っていたのですが、ある時インターネットで『スロージョギング』というキーワードに出会ったんです。調べてみると私のように怪我をしている人のリハビリにもなるし、ダイエットにも効果があるとわかった。図書館でスロージョギングの本を借りて読みました。そして『これはスゴイ！』と思うようになったのです」

「怪我から2ヵ月間は運動できませんでしたが、徐々にＳＪをやるようになっていきました。『1分間走って30秒歩く』というやり方です。そしてだんだん長く走れるようになってきて、同時に減量していったのでＳＪの効果を実感するようになっていきました」

さらに、佐崎さんは自分の体験を通じてＳＪを広めたいと思うようになっていきます。

「乳がんの予防のためにも、また乳がんの患者さんにも肥満にならないようにＳＪを伝えていこうと思いました」

その後、佐崎さんは日本スロージョギング協会の実施する指導者養成講座に参加します。

佐崎さんは、インストラクターの資格を取得し、また乳がんの患者会を結成して、ＳＪを広めるようになりました。

「日常的には、勤務先の病院への通勤や日常生活での移動の時にＳＪを取り入れています。そのほかにも合間を見つけて一日１時間を目安にＳＪをしています。ＳＪを始めてから徐々に体重は減っていたんですが、日本スロージョギング協会が提唱する食事法も併用してみたら、３ヵ月で50kgだった体重が47kgになりました。闘病中の体重からするとトータル11kgの減量ができたんです。現在も48kgくらいをキープしています」

乳がんの手術から今年で９年目になります。

再発の可能性のある５年は無事過ぎたのですが、10年間は毎年検査があるそうです。

佐崎さんにとってＳＪとの出会いは、ダイエットのみならず、人生を変えるほどの出来事だったのです。

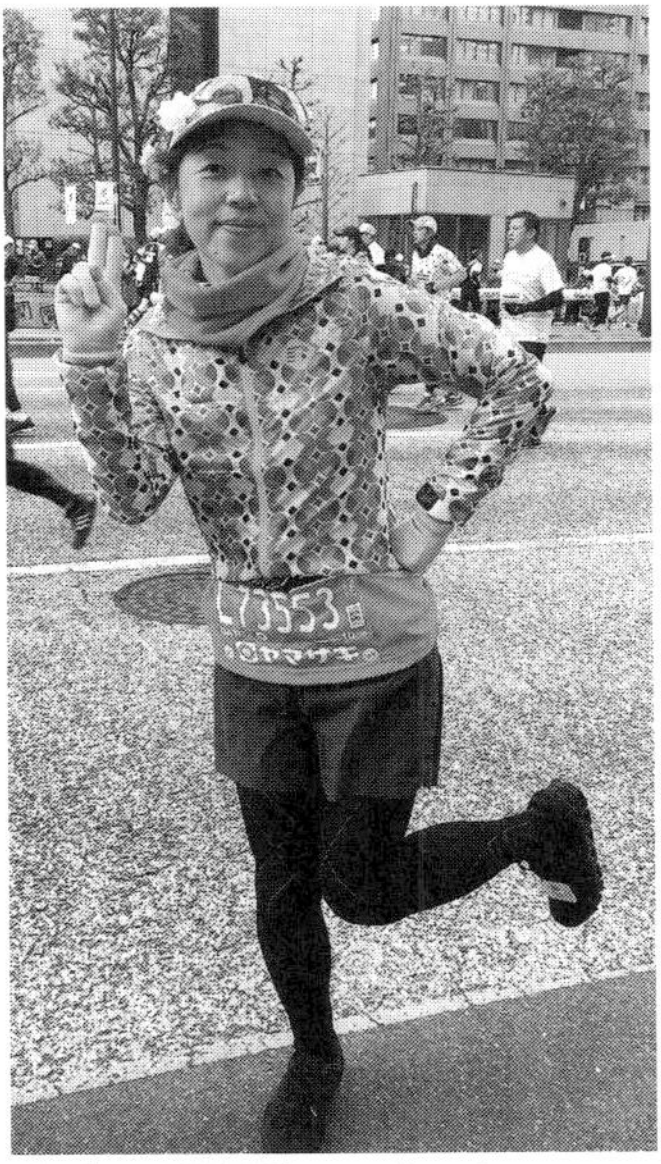

乳がん再発予防でスタート。
11kg減量で健康体に

## 体験談5 子宮がん、足の骨折を乗り越えた！マラソンにも挑戦！

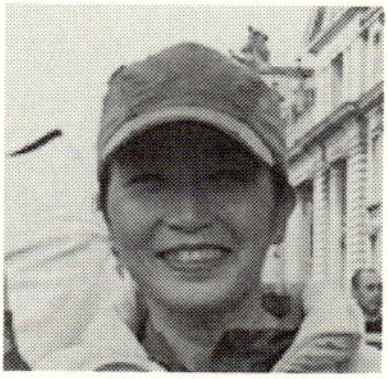
牧野美代子さん

東京都文京区在住の牧野美代子《まきのみよこ》さん（66歳）は、SJを始めて6年になります。牧野さんは、お皿に絵を描く仕事をしていて、教室も開いておられます。ご主人は、72歳で現在も会社を経営していらっしゃいます。

ご主人は山登りが趣味で、登山家の三浦雄一郎《みうらゆういちろう》さんのサポート隊の一員としてエベレストに何度も行っているそうです。その関係で、三浦雄一郎さんの息子さんの三浦豪太《みうらごうた》さんと繋がりがありました。豪太さんは、「ALCO《アルコ》」というアンチエイジングの会を主宰していて、牧野さん夫妻はその催しによく参加していました。

牧野さんは、60歳の頃、子宮がんの手術を経験していて、またそのすぐ後に中国を旅行した際に右足を骨折してしまいました。

「若い頃は運動が大好きだったんですけど、成人してからはまとまった運動はしていませんでした。お皿に絵を描く仕事は一日中座りっぱなしですからね。そういう状態で60歳近くまできて、病気と骨折をしたものですから落ち込みました。手術をした後に、主治医の先生が『子宮がんの手術をしたら内臓、腸の働きが悪くなります。改善するには歩くしかない』とおっしゃったんです。それで『ＡＬＣＯ』に入ってひたすら歩くようにしていたんです。そんな時期に福岡大学の田中教授とＳＪに出会うわけです」

ある時、その会が大分県の湯布院であり、そこに講師としていらした田中教授の話を聞いてＳＪを知ったと言います。

「先生が身をもってＳＪをやられて結果を出してきたというお話。大学で研究をしていて、大学生や病院の患者さんを被験者にして研究を重ねてきたというお話を聞いて、感銘を受けました」

そして牧野さんは、田中教授が行った沖縄でのスロージョギング＆ダイエットキャンプに参加したのです。

「実は、主人には少し糖尿病の兆候があり本当は私より主人を行かせたかったんですよ。これから先、ＳＪをやりながら食事制限もすればいいんじゃないか、と二人で申し込んだんですが、主人は仕事が忙しくて1週間の休みは取れずに私一人で参加したんです」

それからというもの、牧野さんはＳＪにはまってしまいます。

「最初は『1分間走って30秒歩く』というのを一日1時間やっていたのですが、すぐに1時間通して走れるようになりました」

牧野さんに著しい体重の変化はなかったようですが、ウエストは68㎝が64㎝に、ヒップが94㎝だったのが92㎝になったと言います。

牧野さんにとって、自分が走れるということ自体が驚きだったと言います。骨折した自分が走れることが嬉しくてしょうがなかったとも。

「そしたら、一日1時間のＳＪだけでは飽き足りなくなって、フルマラソンに挑戦するようになったんですよ」

そして、毎年のように各地で行われるマラソンに参加してきました。さらにＳＪの講座で資格を取得しました。

「私のやっている教室には、私と同じ世代か少し上の世代の生徒さんたちがいらっしゃいます。なかには股関節が悪くなったりとか、いろんな悩みを抱えている人も。私も病気をしたりいろんなことがありながら、ＳＪのおかげで乗り越えてきたので、みなさんにも勧めたいという思いがあるんですね」

After

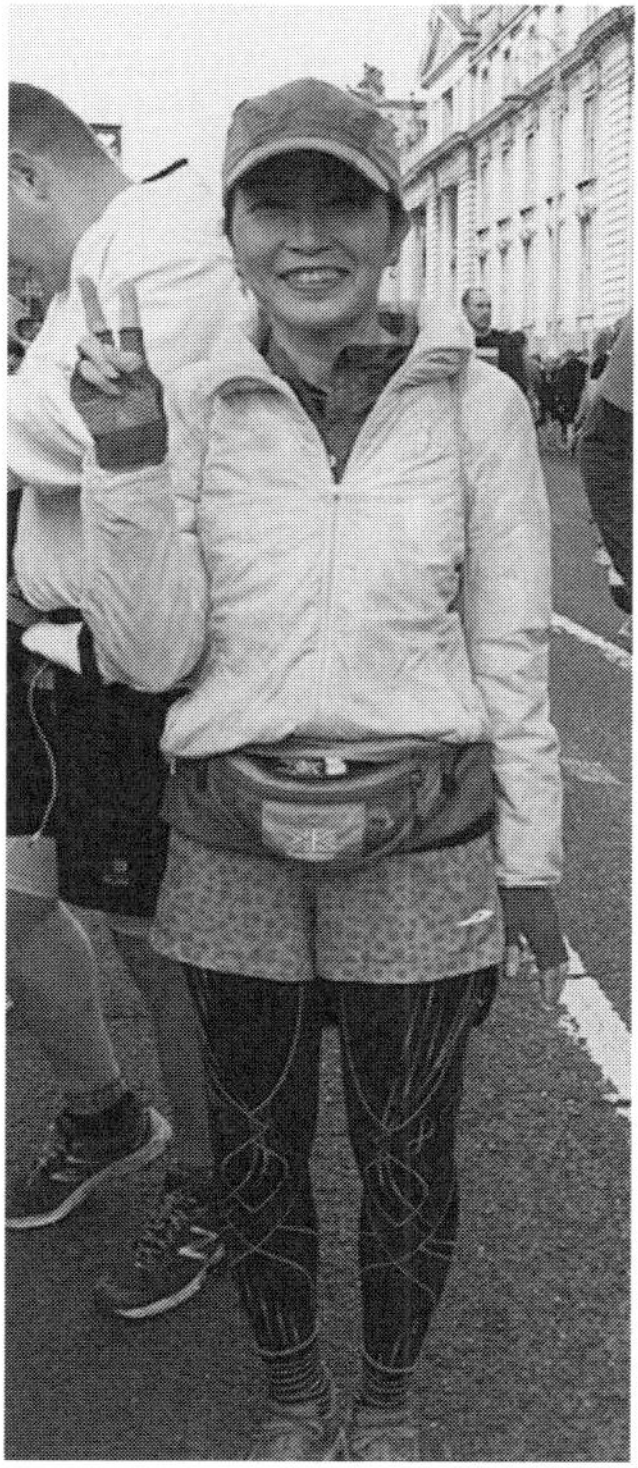

Before

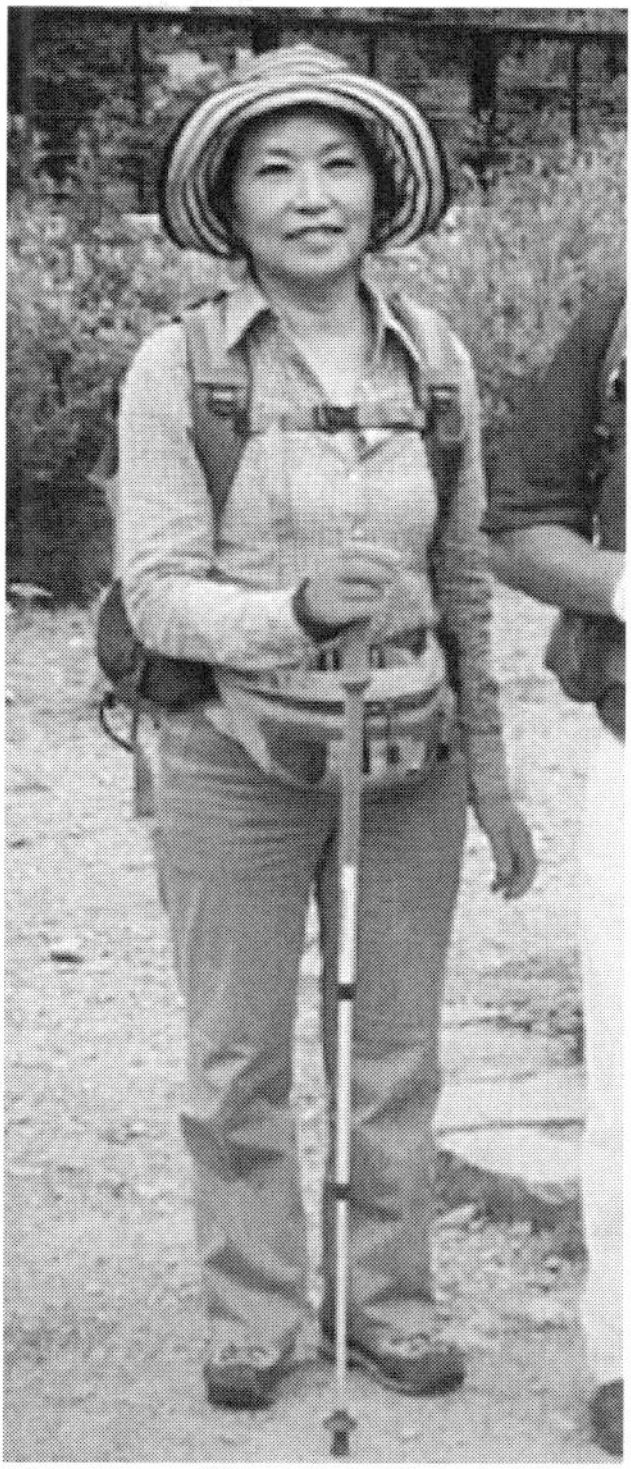

座りっぱなしの仕事、子宮がん、骨折を経験し一念発起。
スロージョギング習慣で不調を乗り越えスッキリ体形に

## 体験談❻ スタートしていきなりマイナス４kg。ＳＪと食事制限で合計７kg減に家族も驚いた！

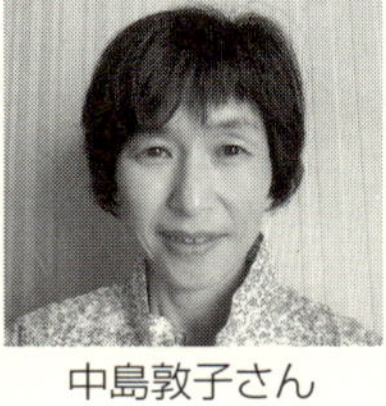
中島敦子さん

千葉県市川市在住で主婦の中島《なかじま》敦子《あつこ》さん（53歳）は、私が講師を務める千葉県市川市ＮＨＫ学園の「スロージョギング講座」に参加された方です。

「２０１７年10月からの３ヵ月６回コースに参加しました。それから週に３回くらい約１時間走るようになりました。最初の頃は、走ったり歩いたりという感じだったのですが、今では１時間ずっと走り続けても平気になりました」

中島さんは、２０１８年２月に私の講座で指導したダイエットのメソッドを実践するようになってから、みるみる結果が現れるようになっています。

「讃井先生に教えられたカロリー調整も心がけるようになってから、自分でも驚くほどスリムになってきました。家族もびっくりしていますよ」

２０１８年２月に体重54kg（身長１５４cm）でスタートし、初めの２週間でいきなり４

kg減。それから2週間で1kgずつ減っていったようです。今では47kg、なんと7kgのダイエットに成功したのです。また、76・5㎝だった腹囲は68・8㎝になり、BMIは22・2だったのが19・8になったというから驚きです。

中島さんは、パートタイムの仕事を週3回しています。その仕事が休みの日のお昼に近所の江戸川の土手を走ることが多いそうです。

「1時間のSJ以外でも、家の庭を夜30分くらい走ったり、こまめに走るようにしています。もともと走ることには興味があって、自己流で走っていたんですが、足を怪我したために走らなくなっていたんです。讃井先生の講座で正しい走り方を学んでからは怪我の心配もありません。SJのいいところは、ウォーキングよりもカロリー消費量が多いうえに、すごく楽で気持ちが良くなること。そして何より安全なことですね」

## 体験談❼
## 「健康寿命を延ばすにはこれだ!」スロージョギングクラブも結成し楽しい毎日

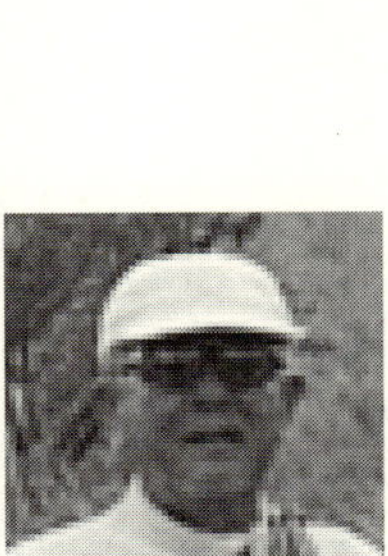
稲留偉皓さん

稲留偉皓《いなとめひであき》さん(79歳)と奥様の信子さんは、ともに東京都の出身ですが、現役最後の勤務地が福岡県北九州市だったこともあり、定年を機に佐賀県基山町《きやまちょう》に移り住み、悠々自適な毎日を送っています。

夫妻は、2015年秋、基山町が町民の健康づくりにと企画・実施した3ヵ月間の「スロージョギング教室」に参加したのが、SJを始めるきっかけでした。

稲留さんは、定年後、若い頃からの友人たちと「目指そう100歳、背筋をのばして!」と約束していました。また、自身の母親が90歳になった時に、足腰が弱り、車椅子生活になったために介護を経験。その時、「私達夫婦はそんなことにならないように」と心に決めたと言います。加えて、健診のたびにメタボリック症候群と指摘されたこともありました。

これらの理由から、それまでも登山、卓球、体操教室、ジム通いなどで体を動かすことを心がけ、また食生活にも気をつけていました。しかし、稲留さんの大きな悩みは身長167㎝で体重は77・5㎏という肥満体形になかなか変化が現れなかったことでした。

そこで、ＳＪ教室に参加してみたのです。

「町の教室に加え、16年からは福岡大学市民カレッジ『ホノルルマラソンを完走しよう講座』にも参加しました。また、ホノルルを走るなら体重を軽くしたほうが良いとの指導で『スロージョギング&ダイエットキャンプ』を勧められて参加、走りと食事の両面から指導を受け、その後も宿題を続けました」

その甲斐あって、ＳＪ開始前に77・5㎏あった体重は、69・1㎏に、ＢＭＩ27・5は24・5に、腹囲95・1㎝が91・5㎝、131㎜Hg／85㎜Hgだった血圧は112㎜Hg／74㎜Hgへと変化しました。

「当初は週6日、一日3㎞を走るようにしていました。夏は年齢も考慮して週3日、涼しくなってからは週5日、3〜5㎞を走っています」

稲留さんは、メタボ改善だけでなく、様々な変化を感じています。

「明らかに見た目が変わったので、みなさんに『なぜ？』と聞かれることが増えたのが嬉しいですね。ＳＪは、もはや私達夫婦にとって生活の一部になりました。痩せたこと、必要な筋肉がついたことで、体の動きがよくなっているのを感じます。また、ＳＪを始めたことで、若い友人が増えました。ＳＪのおかげで心身ともに健康で楽しく気持ちの良い生活を送っています。健康寿命を延ばすにはこれだ、と実感していますよ」

さて、稲留さんが、ＳＪを続けられて、さらにいい結果を出せたポイントは？

「怪我をしないように、効果を出せるように基本をしっかりと学ぶことが大切ですね。積

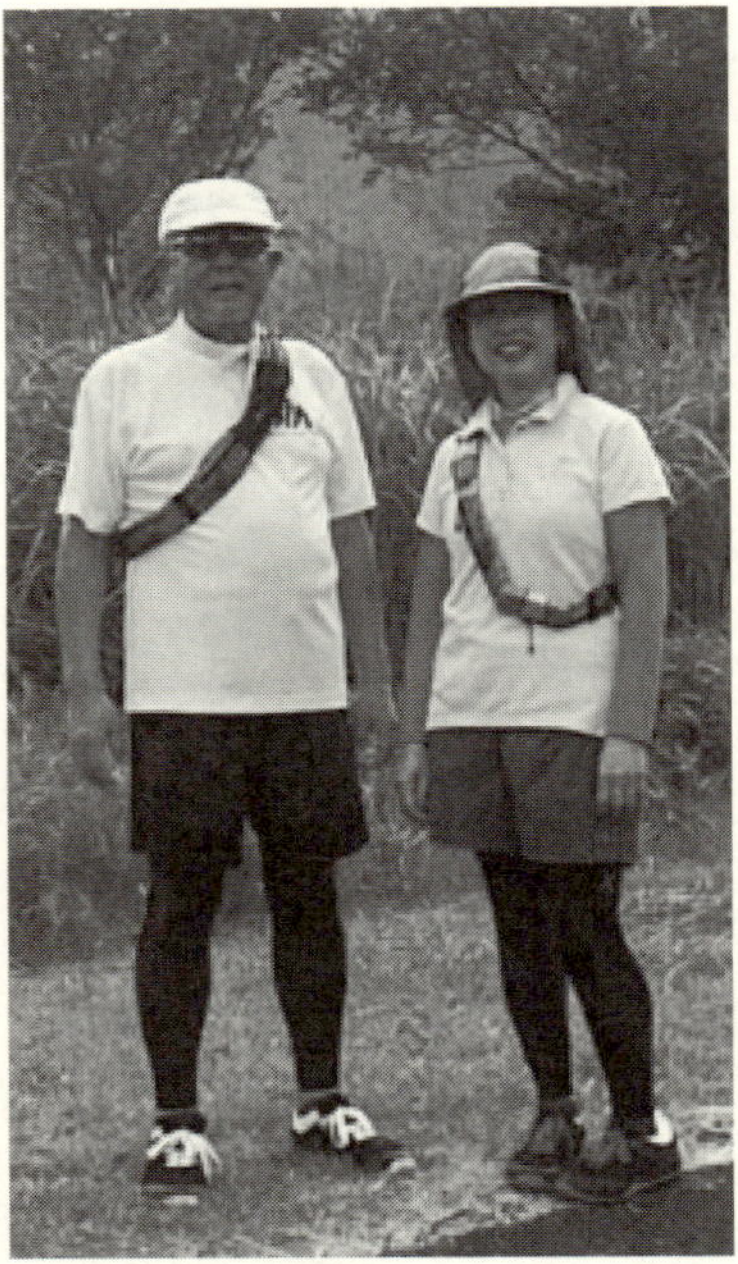

週５日、３～５km走って、
血圧131mmHg／85mmHgから
112mmHg／74mmHgへ。
稲留さん夫妻にとって
SJは生活の一部に

極的にイベントに参加するようにしたことで楽しさも増えてきました。続けられた最大の理由は、ラン仲間の存在と、そして何と言っても夫婦で一緒にやってきたことだと思います」

これからは、もっとたくさんの人にＳＪを勧めていきたいと言う稲留さん。今後の目標は「ホノルルマラソンを走ること」。ぜひ、実現してほしいものですね。

## 体験談❽ 足裏の痛みがなくなり、安心して走れるように

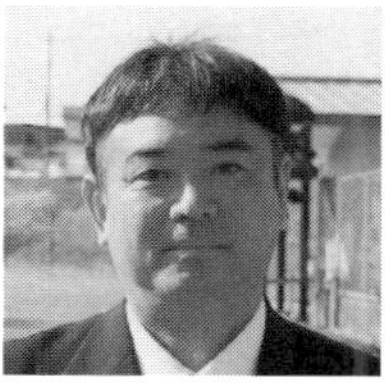

小川和則さん

続いて千葉県在住の小川和則《おがわかずのり》さん（48歳）のスロージョギング体験談です。

小川さんは、公務員としての仕事のかたわら、週末や休日には、サッカーとフットサルの審判をしています。

審判を担当するのは、高校生、大学生、社会人、シニアと様々な試合。正式な審判の資

格を持っていて、県のサッカー団体に登録し、いろんな場所の試合に派遣されています。

そんな小川さんは、長年足の裏の痛みを抱えていました。

「審判の仕事は、急に走ったり、急にストップしたりするのが当たり前です。それを足裏全体でやっていたみたいで、足裏にすごくよくなかったんですね」

小川さんは、以前からゆっくりしたペースの「Long, Slow, Distance：ＬＳＤ」という走り方のトレーニングメソッドの本を読んで実践、ジョギングそのものにはずっと親しんできたと言います。

「ただこれは、将来的にマラソンランナーを目指す人のための本というものでした。そのころは、ただゆっくりしたペースで走ればいいな、というくらいの感覚。モノグサなので、スピードを出して走るのはあんまり好きじゃなかったのですが、ゆっくり走るのなら健康にもいいと取り組んではいたんです」

ところが2年前のある日、小川さんはインターネットで「スロージョギング」という言葉に出会います。

「僕がそれまでやっていた『ゆっくり走る』ということとはまったく違った走法でした。母指球《ぼしきゅう》を使ったフォアフットとか、歩幅を短くしても全然大丈夫、などという理論はまったく知らなかった。そこで、いろいろ調べるようになったんです。スロージョギングの理論を自分なりに解釈して、月曜から金曜までＳＪに取り組んでみました。だいたい１㎞から２㎞ぐらいを30分くらいかけて走るように心がけたんです。そしてＳＪの理論を意識して走るようになって『なるほどな』と思えるようになりました」

すると、週末の審判の仕事で走っても、まったく疲れることもなく、問題ないことがわかったと言います。おまけに、長年苦しんでいた足の裏の痛みもすっかりと消えてしまいました。体重などに大きな変化はないものの、健康状態は良好のようです。

小川さんは、早朝に走るようにしています。

「朝５時から６時くらいの間ですね。走りから戻ってシャワーを浴びて朝ごはんを食べて出勤します。体の調子はそれが一番いいのかな。サッカーの審判をやって90分の試合ってことは相当走らされるので、それができているということは、スロージョギングをやってきてよかったなとしみじみ思ってます」

## 体験談❾
## 讃井里佳子指導のもと「ながらＳＪ」を室内で行い、６日間で2・６kgの減量に成功、血圧も正常値に

この本の編集を担当してくれているＹさんもスロージョギングに挑戦してくれました。

Ｙさんは運動習慣ゼロ、ヨガをたしなむ程度です。

彼女は、身長１６５cmで体重は51・９５kgでした。

それほど太っているようには見えませんが、彼女の悩みは体脂肪と血圧が高めなこと。

そこで、６日間、１３１ページのコーチングもとりいれ、挑戦してもらいました。

忙しい編集の仕事であるために、外でのＳＪは諦めて、家の中で小分けにしてＳＪを行いました。おもに取り組んだのは「ながらＳＪ」です。歯磨きしながら5分、ハンディ掃除機をかけながら5分、ドライヤーで髪を乾かしながら洗面所を小刻みに動いて5分、またステップ用の踏み台をお持ちだったので、ＮＨＫ朝ドラの録画を観ながら15分のステップ運動にも取り組んだそうです。

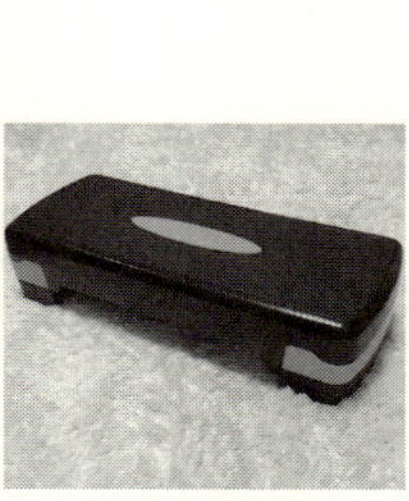

担当編集者Ｙ

「うちは集合住宅で狭いのですが、ダイニングテーブルの周りをぐるぐると回ったり、スロージョギング＆ターンの８の字で往復したり、歯磨きの時はステップ運動を必ずするようにして、一日トータル１時間を目指しました」

一日１時間で走行距離４・９㎞分。カロリー消費にすると一日２５０kcalになります。

食事は、朝は野菜や豆腐など具だくさんのみそ汁。昼はたんぱく質と野菜を多めに主食を軽くして、そのぶん夜は贅沢なメニューを楽しみ、お酒も飲んでいます。

Before

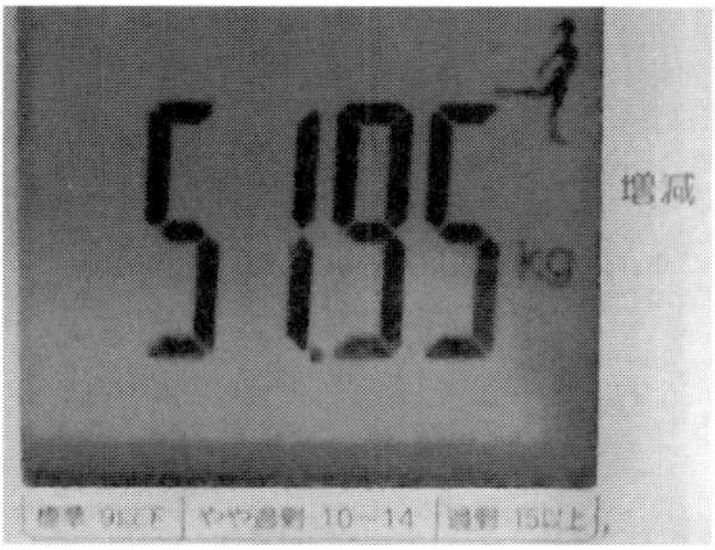


After

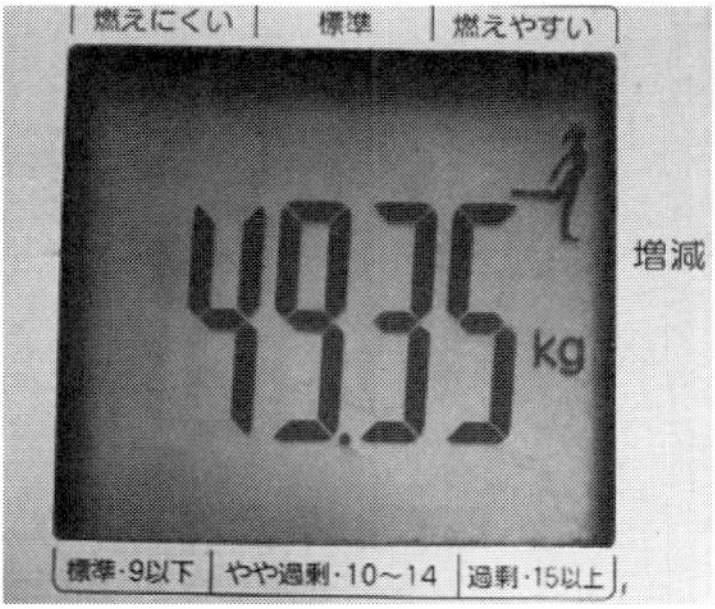


コーチングもとりいれ、６日間の「ながらSJ（室内）」に挑戦

結果は、体重51・95kgだったのが49・35kgの2・6kg減。まったく運動習慣がなかったYさん。6日間でこの結果はスゴイの一言に尽きます。

体脂肪率25・9％は22・1％に。血圧も130mmHg／84mmHgだったのが、123mmHg／83mmHgとなり、見事目標は達成したのです。現在も49kg台をキープしていて、ご本人曰く、「運動癖がつきました」と大満足でした。

こうしてSJは、外を走るだけでなく、家の中のちょっとしたスペースを利用して取り入れることも可能なのです。

# 対談◎高畑淳子さん（女優）×讃井里佳子

## 体と脳の健康のために、スロージョギングは欠かせません

ドラマ、映画、舞台、さらにはバラエティ番組で活躍中の女優・高畑淳子さん。彼女の健康法は何とスロージョギング。「気持ちいいから続けられる」と言う高畑さんに、スロージョギングの魅力と効果について語っていただきました。

**可能な限り一日おきにやっています**

**讃井**　高畑さんは、いつ頃からスロージョギング（以下ＳＪ）を実践されているのでしょうか？

**高畑**　私がＳＪを知ったのは、２００９年のＮＨＫの生活情報番組『ためしてガッテン』でした。ちょうどその頃、私はＮＨＫの朝ドラ『つばさ』に出演していて、共演者の方がすでにＳＪをはじめてらしたんですね。それで私にも勧めてくれたんです。「歩くよりゆっくりでいいんだよ」って。

**讃井**　もともと、走っていらしたんですか。

**高畑**　ええ、走っていました。以前はちゃんと走れていたんですが、だんだん、走るのがきつくなってきた頃でした。ＳＪのほうが心臓に負担をかけないと番組で言っていたので、「そうか、それでいいんだ」と思って始めたんです。

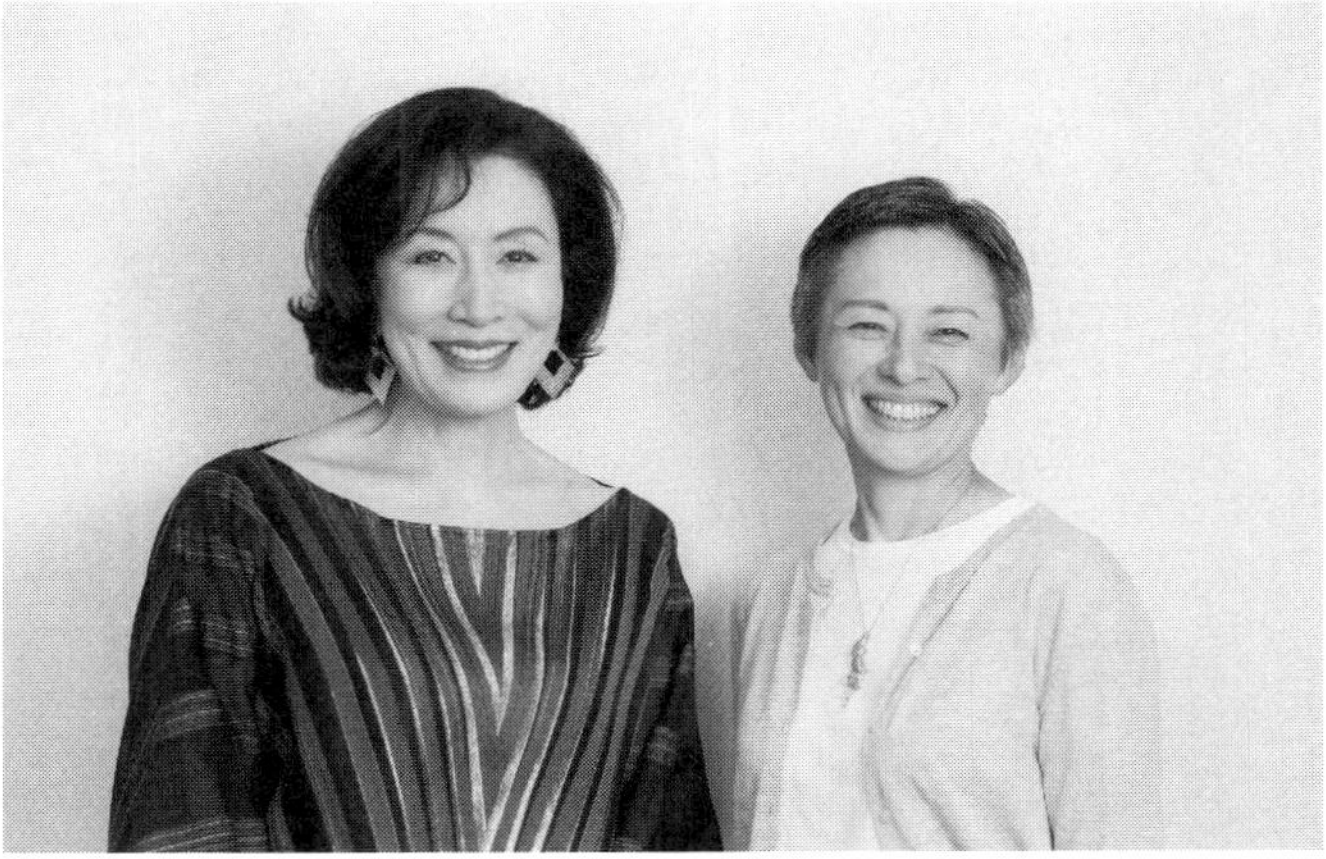

時間があれば近所の公園の内周を3周（1周1・15㎞）します。走るのはだいたい25分くらいかな。内周を3周というのが、私の運動の目安なんですね。セリフを覚えながらやります。相手役のセリフを録音したのを聴きながら走るんです。運動しながら覚えると、すごく頭に入ってきます。最初は、誰からも追い抜かれるので恥ずかしかったんですけど。最近はもう気にならなくなりました。私よりもっと遅い方もいるし。「もういいんだ。自分のペースで」って。

**讃井**　SJを続けてみて体の変化は何かありましたか。

**高畑**　体幹にいいような気がします。走った後に体幹体操もしているので体調は非常にいいですね。自分に合っていると思います。きつくない運動なので、可能な限り1日おきにやっています。前は、走るのが苦しかったんですけど、SJは気持ちがいいので負担なくできます。

**讃井**　公園には時間を決めて行かれるのですか。

**高畑**　日に焼けるのがいやなので、夕暮れ時、日が落ちた頃に行くんです。今はランナーの方がたくさんいるので怖くありませんね。本当は、朝一番の空気を吸うのがいいんでしょうけど、ものすごい夜型なのでちょっとムリ。そこが私の弱点です。

**讃井**　SJは、こうじゃなきゃいけないではなくて、その方の生活スタイルに合ったところに取り入れてもらうということが大切です。世の中、健康法があまりにあふれていて、こうじゃないと長生きしないとか、そういう情報が多すぎる時代ですからね。

ところで、高畑さんは、いつ頃から走るようになったんですか？

**高畑**　中学時代は、通学の行き帰りを走ってました。うちから学校まで3㎞あるんですが、だいたい18分ぐらいかな。最初のうちは、25分ぐらいかかっていたのですが、どんどん縮めて18分ぐらいになりました。今はとてもできない。

**讃井**　学生時代は何かスポーツはやっていたのですか？

**高畑**　高校時代は水泳です。香川県記録を作ったこともあるんですよ。冬はずっと学校の裏にある紫雲山《しうんざん》(高松市市街地の南西部にある山)で山トレというのをやっていて、山の中を走るのはきつかったですね。辛い思い出です。

**讃井**　走るのがイコールきついというイメージがありますよね。だから「自分にはムリ」って思われちゃう。そういう方にも、SJだったらできるということを伝えたいですね。そして、走るということが、いかに筋肉や心肺機能にいい影響を与えているかということも。

**高畑**　だいたいどれくらいの速度が正しいのかしら。

**讃井**　ちょっとここで走ってみましょうか。サポート用の音楽があるので、それに合わせて走ってみましょう。

(音楽をかけて二人で走ってみる)

**高畑**　あ、速さが違う。ピッチがあるんですね。それは、全然知らなかった。

**讃井**　この走りが一番効率いいんです。顎は上げすぎないほうがよいですね。

**高畑**　顎を上げるというのは?

**讃井**　上げすぎると、逆にきつくなるので、呼吸がしやすいように胸を張って遠くを見るという感じです。

**高畑**　何ていうか、まるで踊ってる感じですね。楽しい。

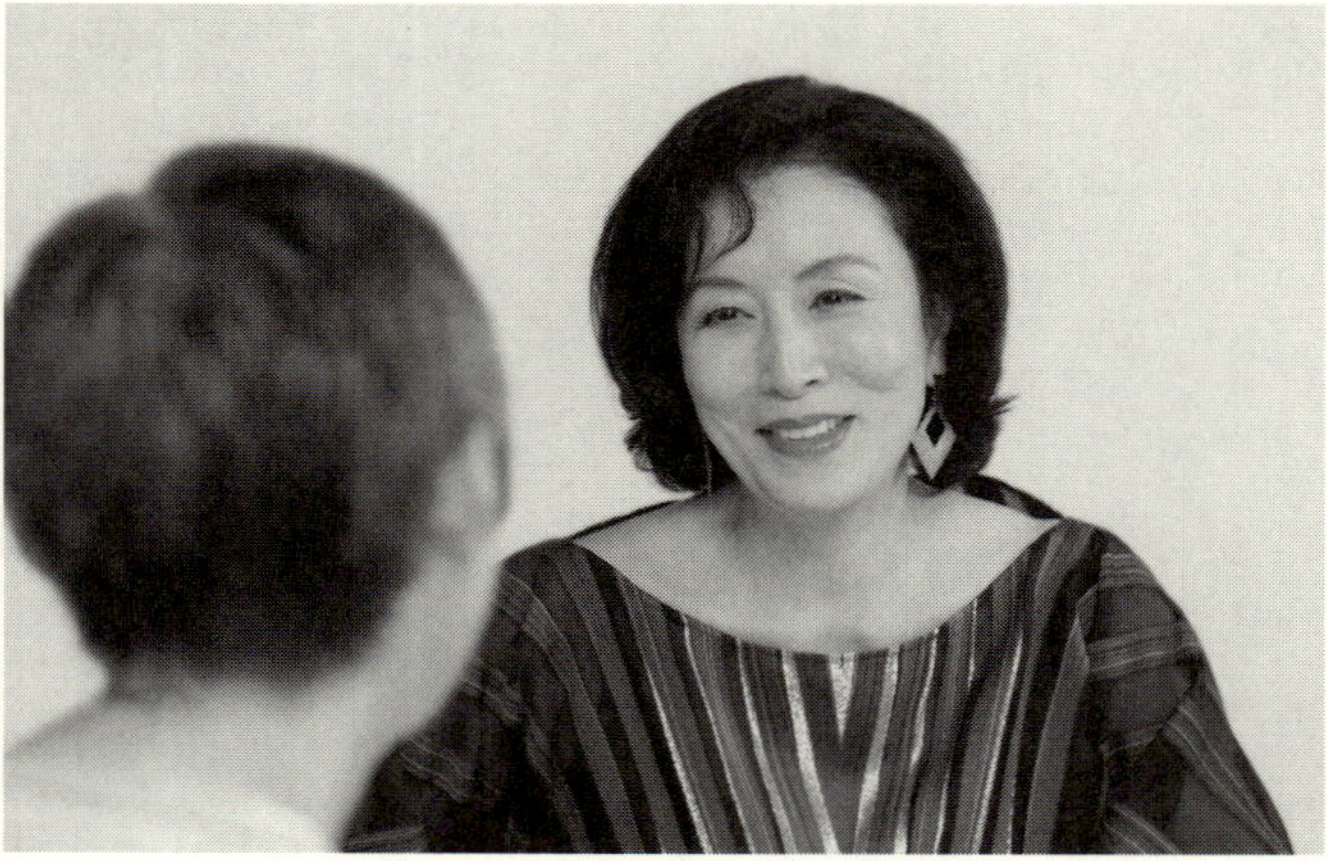

**讃井**　このピッチで走っていると脳内ホルモン、幸福ホルモンみたいな成分がパーッと出てくるので、本当に幸せな気分になってくるんですよ。

## セリフを覚えるのにもいい

**高畑**　ＳＪをやったあとは、本当にいつも気持ちよくて。発汗するおかげで肌もすごくきれいになるし。以前はものすごく、吹き出物だらけでした。ＳＪを始めてからは、それはなくなりましたね。

**讃井**　食事で気をつけていることはありますか。

**高畑**　食事は、こういう生活（映画やテレビの撮影、舞台など）が続くとお野菜が不足しちゃうので、朝一番のヨーグルトに五色五味の果物を入れて食べます。サラダも朝一番は食べる。私たち役者は、昼夜はどうしてもロケ弁になりますから、朝だけは果物、野菜を摂るようにしています。

この歳になると規則正しい食事とできる運動をしようと心がけるようになりました。それで、セリフをちゃんと覚えられる頭を何とか維持したい。自分の足で歩いて、できる限り長い時間舞台に立てればいいなと。

**讃井**　じつは日本の女性は12年間寝たきりを含む要介護状態になっているという統計があるんですね。寿命に平均寿命と健康寿命があって、その間は要介護状態なんですね。

**高畑**　じゃあ、寿命が延びているといっても、12年間介護状態になってるんですね。

**讃井**　男性は9年ぐらいなんですけど。

**高畑**　何で女性は長いんだろう。

**讃井**　女性の要介護期間が長いのは、筋肉が弱かったり、骨がもろかったりするかららしいです。骨粗鬆症で転倒時の骨折から寝たきりになってという方がいらっしゃるんですね。

**高畑**　そうか。そのためにもＳＪなどはやっておいたほうがいいんですね。私の母親がすごい健康オタクだったんですよ。自宅から毎朝ラジオ体操に行くような人。往復で３㎞ぐらい歩いてね。母は、朝一番の空気を木の下で吸ったら、絶対病気にならないという信念を持ってました。
私は最後まで、自分で歩ける足、そして使える脳を持っていたいなと。子どもに迷惑をかけないで終わりたい、それが一番の望みです。

**讃井**　現在ＳＪは、認知症予防効果も期待されています。

**高畑**　そう思います。セリフを覚えるのにもいいし。自分のペースでゆっくり心肺を鍛えることができる。それにＳＪは、やったあとものすごく気持ちがいいんです。

**讃井**　まさにそこなんです、ＳＪの魅力は。

**高畑**　健康に良くて美容にもいい、そして気持ちいい（笑）。

## 楽屋や劇場でもできる

**讃井**　先ほど、時間があれば公園で走るとおっしゃっていましたけど、ＳＪは室内でもできるんです。それに20分以上でなくても、数分でも小分けにやれるんですよ。高畑さんは、20分以上やらないと有酸素運動じゃないと思っていますか？

**高畑**　20分以上連続でしないと意味ないって聞いてましたが……。

**讃井**　実はそうじゃないんです。「1分でも運動になる」というのを福岡大学の田中教授が

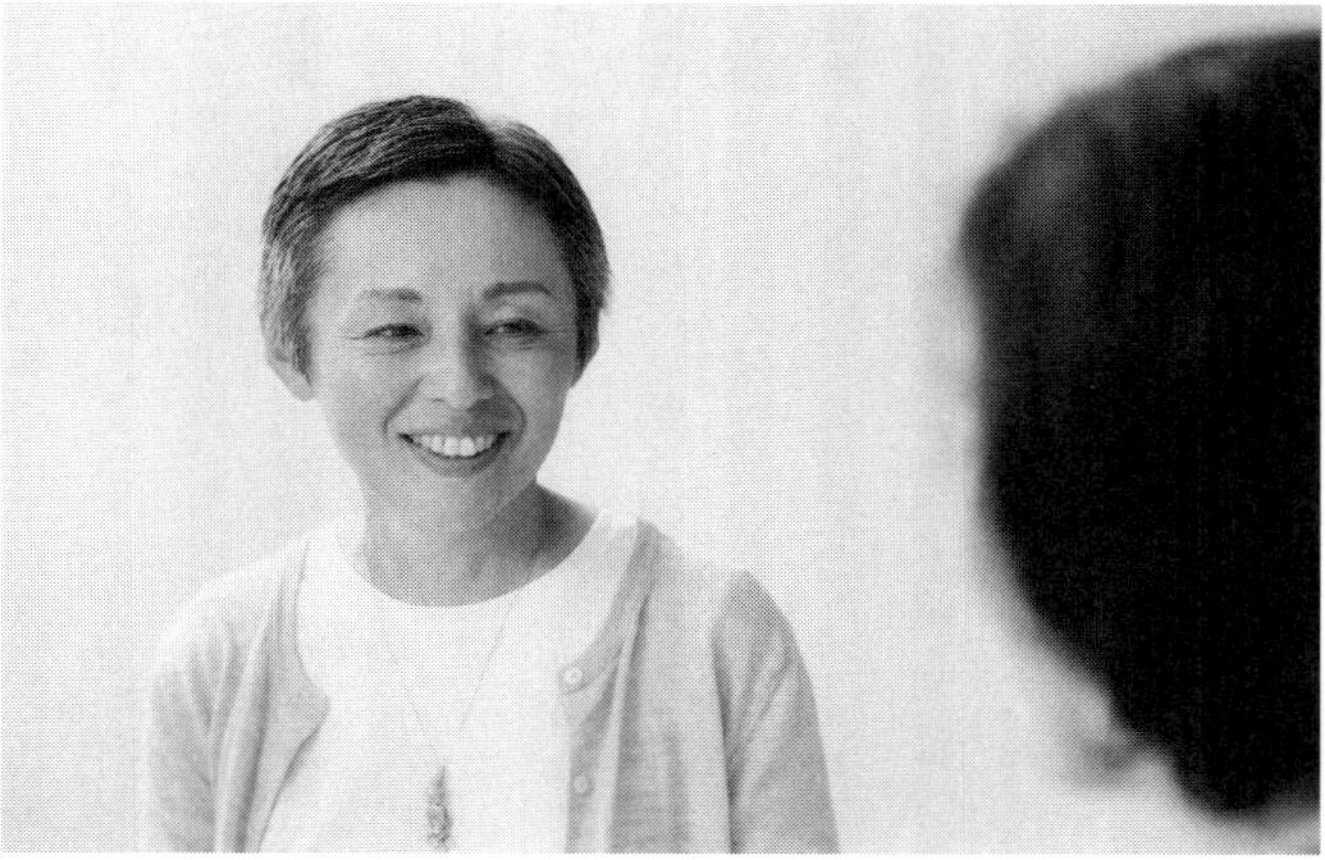

立証したんです。このエビデンスは、アメリカ生理学会で賞をもらったんですよ。だから、朝やって、昼やって、夜やって、1分間の運動を20回やったら20分連続で運動したのと同じなんですよ。

**高畑**　だったら楽屋とか劇場でもできますね。舞台稽古のアップにもいいな。

**讃井**　スロージョギング&ターン（70ページ参照）と言って、室内で行ったり来たりする運動だと、同じ速さのＳＪよりもカロリー消費はさらに大きいんですよ。

**高畑**　何より自分のペースでできるからいいですね。歳を重ねると外での運動はできないからって、どんどんやらなくなっちゃってるから。

**讃井**　ウォーキングで同じようにカロリー消費しようと思うと、相当速く歩かないと稼げません。

それはきつい。血圧は上がるし、心臓にも負担がかかる。

**高畑**　それは聞きました。スロージョギングは血圧と心肺に負担がかからないって。讃井さん、他にもスロージョギングでの注意点があれば教えてください。

**讃井**　フォアフット着地、足の指の付け根で着地するということです。たぶん、やってらっしゃると思うんですけど。

**高畑**　私、走る時には蹴り出すことがジョギングでは大事だといわれて、「そうか」と思って走っていたんです。あとピッチも全然違ってた。

**讃井**　その場で足踏みするとか、ピョンピョン跳びはねる時の着地の仕方なんです。

**高畑**　足の指の付け根で着地ですね。ちょこちょこ走る、あれがいいです。音楽も楽しい。

**讃井**　スロージョギングするたびに骨にも刺激を与えてくれる。だから、姿勢もこれでよくなる。自分の一番安定する重心が身につくようになるんですね。

**高畑**　舞台も終わり、そろそろ公園再デビューしようと思っていたので、正しいスロージョギングに挑戦してみます。

**讃井**　時間が合いましたら、ぜひ、ご一緒に。

**高畑**　はい。ぜひお願いいたします。

**讃井**　今日はお忙しいなか、ありがとうございました。

**高畑**　こちらこそ。勉強になりました。ありがとうございました。

**プロフィール**　高畑淳子（たかはた・あつこ）１９５４年香川県生まれ。桐朋学園大学短期大学部芸術科演劇専攻卒業後、青年座に入団し、舞台女優としてデビュー。95年からはテレビドラマ『３年Ｂ組金八先生』に保健科教諭役としてレギュラー出演し当たり役となる。その後、ＮＨＫの大河ドラマ、民放のドラマ、映画に数多く出演する一方で、青年座始め多くの舞台でも活躍。バラエティ番組でも明るいキャラクターとざっくばらんな性格で人気を集めている。

衣装／マリナ リナルディ
撮影／水野昭子

## おわりに

スロージョギングの提唱者である福岡大学の田中宏暁教授は、根っからの研究者でした。可能性のある課題を見つけると、まず仮説を立てて、そして自らを実験台にして実証していくという研究スタイルは徹底的といえるものでした。

２０１８年1月に膵臓がんが発見された時も、「自らが被験者となれるチャンスだ！」と意気込んでいらっしゃいました。

しかし18年4月23日、残念なことに田中先生は帰らぬ人となってしまいました。

田中先生の好きな言葉に「夢見て行い、考えて祈る」というものがあります。研究者としての厳しい目を持ちながらも、湧いてくる好奇心、探究心には常に大きな夢とユニークさがありました。

田中先生との思い出を話しだしたらきりがないほどです。

私が学生だった頃、研究室のみんなでよく海に行ってバーベキューをしたものです。先生にとって遊びは50パーセントではなく、100パーセント全力投球でした。

「先生、テレビでこんなことを言ってましたよ」なんて話すと「それって本当か？」と訝《いぶか》しげな表情を見せます。自分の目で確かめないと簡単には信用しない性分ゆえに、すべてにおいて疑ってかかる。だから、数々の実験も自ら被験者となることにはなんの疑問も抱いていませんでした。

仮説や夢を語るときの田中先生のキラキラした目は、今でも脳裏に焼きついています。

私が大学を卒業し、スロージョギングのアドバイザーとして再びご縁をいただいてからも、会えば研究のことを熱く語ってくださいました（大好きな赤ワインを飲みながらですが）。あの嬉しそうな笑顔は、今でも忘れられません。

本書は「ご縁」と「まさか」によって誕生しました。

ある時、私が講師を務めた講座を受講し、ＳＪのベーシック資格を取得した出版プランナーの小泉カツミさんがこんなことを言いだしました。

「スロージョギングのダイエット効果や健康効果は本当にすごい。だからもっと多くの女性にＳＪの良さを知ってもらいたい。讃井さん、田中先生の遺志を継いで女性にも読みやすい

ＳＪの本を書きませんか？」

もちろん、その時は私が本の執筆なんて「まさか」どころか、考えてもみないことでした。「なんで私が？」という想いもありました。

最初はお断りしていたのですが、何度か小泉さんとお話をするうちに「田中先生の遺志を継ぎたい」という想いが芽生えるようになってきました。

そして、田中先生の奥様の田中浩子さんに相談したところ、間髪を容れずに「あなた、やりなさい！」と私の背中を押してくださったのです。

今や、ＳＪは世界的な潮流になろうとしています。

田中先生のＳＪに関する著書は、これまで14冊以上になります。そのうちの３冊が台湾で中国語に、１冊が韓国語に翻訳されて出版されています。２０１６年5月には、アメリカで田中先生の著書『Slow Jogging: Lose Weight, Stay Healthy, and Have Fun with Science-Based, Natural Running』が出版されました。さらに、アメリカ空軍のトレーニングにも採用され、ヨーロッパでは、ポーランド、ドイツ、オーストリア、スイスでも普及活動がなされています。

2017年に出版された『ランニングする前に読む本　最短で結果を出す科学的トレーニング』（講談社）は、フルマラソンを目指したい方には、参考にしていただきたい本です。

出版にあたり、たくさんのみなさまに感謝の意をお伝えしたいと思います。

すべての方のお名前を書ききれないことをお許しください。

まず、福岡大学体育学部（現スポーツ科学部）の田中宏暁名誉教授、進藤宗洋名誉教授、そして福岡安全センターの内山守太社長に改めて深く感謝致します。

お二人の教授の長年の熱い想いがあったからこそ、私たちの現在の、そしてこれからの活動があります。そして、内山社長の力強いご支援と多大なご尽力がなければ、スロージョギングの普及がここまでに至ることはありませんでした。

また、本書にある実証は福岡大学体育学部1期生の水原博而《みずはらひろじ》さんをはじめ多くの先輩方、心臓リハビリなどの医療現場や国の機関、運動指導現場で活躍されている卒業生のみなさん、更なる研究を続けている福岡大学の先生方、後輩たちの地道な努力の結晶です。

今回、多くのアドバイスをいただいた福岡大学スポーツ科学部の田中守学部長・檜垣靖樹教授をはじめとした先生方、長野赤十字病院の星研一先生、管理栄養士の静間佳代子先生、

ＳＪ体験取材に快く応じてくださったみなさま、動画撮影に協力してくれた仲間たちにも感謝致します。

日本スロージョギング協会の佐藤紀子さん、矢崎浩二さん、スロージョギング有資格者の仲間たち、そしてニコニコペースとの出会いのきっかけを作ってくれた私の姉・森山瑛子（スタディオ・パラディソ代表）はじめ、私の家族にも感謝の気持ちを伝えたいと思います。そして、これからもよろしくお願いします。

私はきっかけづくりが大好きです。

たくさんの奇跡のような「ご縁」があって、この本は産声をあげました。

さらに、この本がきっかけとなり、読者のみなさまを通して多くの「ご縁」をつなげられたら、これほど嬉しいことはありません。

きっと天国の田中先生も喜んでくださることと思います。

さあ、「ご縁」でつながった仲間たちと、今日も一緒に走りだしましょう！

２０１９年３月吉日

讃井里佳子

## 一般社団法人 日本スロージョギング協会®について

一般社団法人日本スロージョギング協会（理事長：重松森雄　1965年のボストンマラソン優勝者）は、福岡大学スポーツ科学部名誉教授であった故・田中宏暁先生が、50年近くにわたり運動生理学を専門に研究された観点から、その効果を科学的に実証されたスロージョギングを、日本はもとより広く世界に普及啓発することを目的として、幼児から高齢者まで広く人々の健康増進と健康寿命の延伸に貢献するために、平成21（2009）年9月1日に設立されました。現在は、ポーランド、ドイツ、韓国にスロージョギング協会が設立され、その他二十数ヵ国で普及活動をしております。日本国内でも全国各地でスロージョギング大会や教室、講演会などを開催し、指導者養成講座の事業を始め、様々なイベントを企画実施して普及啓発活動を行っています。

### ◎指導者養成講座について

日本スロージョギング協会は、故・田中宏暁先生の科学的な理論に基づくニコニコペースの安全で効率的なスロージョギングを普及啓発するための指導者養成講座を開き、指導者の資格認定制度を設けています。

### 1 ベーシック資格認定

講習会はだれでも受講することができ、1日間の講習会で正しいスロージョギングの知識を身につけることができます。必要な知識を受講した後認定試験を受けます。資格者はSJイベントの企画とアドバンス資格者のもとで補助指導員として活動できます。

ベーシック資格者で普通救命講習を受講し、協会公認講習会に3回以上参加、協会公認のイベントに3回以上参加して活動報告書を提出した後に、協会から許諾承認を受けるとアドバンス資格認定講習会への参加資格が与えられます。

### 2 アドバンス資格認定

受講資格者は健康運動指導士。協会から許諾承認を受けたベーシック資格者。2日間の講習会で運動生理学、SJの理論・実践、トレーニング科学、解剖学、実技指導などを受講した後に認定試験を受けます。合格者は日本スロージョギング協会認定アドバンス資格者として、協会の承認を得て有償にてSJイベントの企画・運営ができ、また協会が受託したイベントの指導者として活動できるようになります。２０１９年３月現在、ベーシック資格認定者２７１名、アドバンス資格認定者90名となっています。

**◎全国の協会認定スロージョギングクラブ**（走る仲間ができると長く続けることができます。クラブを立ち上げてくれる仲間も募集しています）**https://slowjoggingclub.com**

秋田ＧＳＮスロージョギングクラブ　洗足池スロージョギングクラブ
木場公園スロージョギングクラブ　（一社）びんご元気プロモーション
基山ニコニコスロージョギングクラブ　奈良まほろばスロージョギングクラブ
駒沢公園スロージョギングクラブ　代々木公園スロージョギングクラブ
信州上田スロージョギングクラブ

**◎スロージョギングをサポートするＢＧＭの購入方法**

ここでご紹介するＢＧＭ商品は「スロージョギング」「スロージョギング&ダイエット」「スロージョギング&ターン」の３種類あり、日本スロージョギング協会のホームページから購入可能です。

ＢＧＭは「ＣＤ」と缶バッジ型オーディオプレイヤー「プレイボタン」（写真）の2種類があります。「プレイボタン」は、缶バッジ型の本体にイヤホンを差し込むだけで簡単に音楽を再生することができます。ピンがついているので、バッグや衣服につけて走ることができます。

**①ＣＤ「スロージョギング」**

ＳＪに最適な１８０ＢＰＭ（１分間に１８０歩のペースで走るテンポ）に編曲された音楽が合計60分収録されています。

**②ＣＤ&プレイボタン「スロージョギング&ダイエット」**

１分間のスロージョギングのサポート音楽の後に、30秒歩くテンポの音楽が組み合わされた、「１分間ジョグ&30秒ウォーク」を40セット（合計60分）収録。

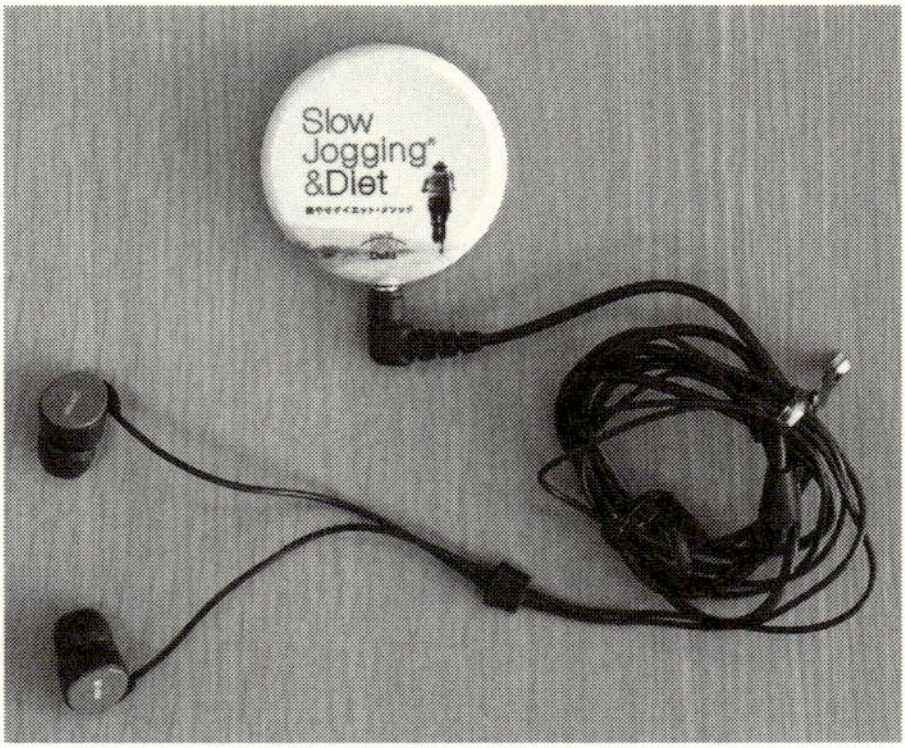

５セットごとにカウント音源が入るので、時計を見なくても走行時間や距離を知る目安になります。

**③ＣＤ&プレイボタン「スロージョギング&ターン」**

ターンしやすい３拍子のワルツの楽曲と、ターンをするタイミングの音源を40セット（合計60分）収録。

**販売価格**

①②③ＣＤ　各１９４０円（税込）

②③プレイボタン本体のみ　各１９４０円（税込）

②③プレイボタン＋イヤホンセット　各２５９０円（税込）

**【詳細】** 一般社団法人日本スロージョギング協会ホームページ　http://slowjogging.org

## 参考文献

『賢く走るフルマラソン ── マラソンは「知恵」のスポーツ』田中宏暁　ランナーズ　２００５年
『スロージョギング健康法　ゆっくり走るだけで、脳と体が元気になる！』
田中宏暁　朝日新聞出版　２０１０年
『スロージョギングで人生が変わる』（健康人新書）田中宏暁　廣済堂出版　２０１１年
『仕事に効く、脳を鍛える、スロージョギング』（角川ＳＳＣ新書）
久保田競・田中宏暁　ＫＡＤＯＫＡＷＡ　２０１１年
『スロージョギング入門』（ＰＨＰ文庫）田中宏暁　ＰＨＰ研究所　２０１３年
『ＣＤ付き　90秒　スロージョギング・ダイエット』田中宏暁　メディアファクトリー　２０１３年
『ランニングする前に読む本　最短で結果を出す科学的トレーニング』（ブルーバックス）
田中宏暁　講談社　２０１７年
『スロージョギングでサブ４達成！　誰でも楽に走れるマラソンの科学』（洋泉社ＭＯＯＫ）
田中宏暁監修　洋泉社　２０１８年

◎YouTube動画でポイントを解説！
＊2019年４月現在の情報です。
動画音楽協力：株式会社デラ

◎131ページで紹介したコーアクティブ・コーチング®は、株式会社ウエイクアップＣＴＩジャパンの登録商標です。より詳しくお知りになりたい方は、ＣＴＩジャパンのホームページをご覧ください。http://www.thecoaches.co.jp/

◎第５章で紹介した「ヘルスツーリズム」についての最新情報はこちらをご覧ください。「福奏《ふくそう》プロジェクト」http://www.suisin.fukuoka-u.ac.jp/home1/branding/team/3/no1.html

◎「10分ランチフィットネス®」は一般社団法人10分ランチフィットネス協会の登録商標です。詳しくはホームページをご覧ください。http://10mlf.com/

**讃井里佳子**

1965年福岡生まれ。一般社団法人日本スロージョギング協会アドバイザー。福岡大学体育学部(現スポーツ科学部)で「スロージョギング」の提唱者、故・田中宏暁教授の元で運動生理学を学ぶ。姉が主宰する福岡の「スタディオ・パラディソ」にてニコニコペースのエアロビックダンスを指導したのち、東京にて2009年パートナーズ・ジャパンYAMATEを設立。「健康」をテーマにスロージョギングの他、10分ランチフィットネス、コーチング、エクアドル産チョコレートの輸入販売を手がける。出演番組は日テレ「世界一受けたい授業」、フジテレビ「ノンストップ!」など多数。趣味は神社仏閣巡り、合唱。夫、息子、猫2匹と暮らす。

講談社+α新書 795-1 B

歩く速さなのに健康効果は2倍!

**らくらくスロージョギング運動《うんどう》**

讃《さぬ》井《い》里《り》佳《か》子《こ》 

2019年4月11日第1刷発行

発行者―――― 渡瀬昌彦

発行所―――― 株式会社 講談社

東京都文京区音羽2-12-21 〒112-8001

電話 編集(03)5395-3522

販売(03)5395-4415

業務(03)5395-3615

デザイン―――― 鈴木成一デザイン室

カバー印刷―――― 共同印刷株式会社

印刷―――― 株式会社新藤慶昌堂

製本―――― 牧製本印刷株式会社

本文図版―――― 朝日メディアインターナショナル株式会社

企画・構成―――― 小泉カツミ

編集―――― 依田則子

スチール撮影―――― 大坪尚人　水野昭子

動画撮影―――― 杉山和行

ヘアメイク―――― 藤川美紗　日野原遥

定価はカバーに表示してあります。

落丁本・乱丁本は購入書店名を明記のうえ、小社業務あてにお送りください。

送料は小社負担にてお取り替えします。

なお、この本の内容についてのお問い合わせは第一事業局企画部「＋α新書」あてにお願いいたします。



ISBN978-4-06-514534-0

## 講談社+α新書

**医者には絶対書けない幸せな死に方**
たくきよしみつ
「看取り医」の選び方、「死に場所」の見つけ方。お金の問題……。後悔しないためのヒント
840円 786-1 B

**もう初対面でも会話に困らない！口ベタのための「話し方」「聞き方」**
佐野剛平
『ラジオ深夜便』の名インタビュアーが教える、自分も相手も「心地よい」会話のヒント
800円 787-1 A

**人は死ぬまで結婚できる** 晩婚時代の幸せのつかみ方
大宮冬洋
80人以上の「晩婚さん」夫婦の取材から見えてきた、幸せ、課題、婚活ノウハウを伝える
840円 788-1 A

**サラリーマンは300万円で小さな会社を買いなさい** 人生100年時代の個人M&A入門
三戸政和
脱サラ・定年で飲食業や起業に手を出すと地獄が待っている。個人M&Aで資本家になろう！
840円 789-1 C

**サラリーマンは300万円で小さな会社を買いなさい 会計編**
三戸政和
サラリーマンは会社を買って「奴隷」から「資本家」へ。決定版バイブル第2弾、「会計」編！
860円 789-2 C

**名古屋円頓寺《えんどうじ》商店街の奇跡**
山口あゆみ
「野良猫さえ歩いていない」シャッター通りに人波が押し寄せた！空き店舗再生の逆転劇！
800円 790-1 C

少子高齢化でも老後不安ゼロ **シンガポールで見た日本の未来理想図**
花輪陽子
日本を救う小国の知恵。1億総活躍社会、経済成長率3・5%、賢い国家戦略から学ぶこと
860円 791-1 C

**マツダがBMWを超える日** クールジャパンからプレミアムジャパン・ブランド戦略へ
山崎明
日本企業は薄利多売の固定観念を捨てなさい。新プレミアム戦略で日本企業は必ず復活する！
880円 792-1 C

知っている人だけが勝つ **仮想通貨の新ルール**
小島寛明＋ビジネスインサイダージャパン取材班
仮想通貨は日本経済復活の最後のチャンスだ。この大きな波に乗り遅れてはいけない
840円 793-1 C

**夫婦という他人**
下重暁子
67万部突破『家族という病』、27万部突破『極上の孤独』に続く、人の世の根源を問う問題作
780円 794-1 A

歩く速さなのに **らくらくスロージョギング運動** 健康効果は2倍！
讃井里佳子
歩幅は小さく足踏みするテンポ。足の指の付け根で着地。科学的理論に基づいた運動法
880円 795-1 B

表示価格はすべて本体価格（税別）です。本体価格は変更することがあります